U0674416

温病纵横谈（二）

主编 谷晓红

中国中医药出版社

·北 京·

图书在版编目（CIP）数据

温病纵横谈.2/谷晓红主编.—北京：中国中医药出版社，2016.4
ISBN 978 – 7 – 5132 – 3202 – 9

Ⅰ.①温…　Ⅱ.①谷…　Ⅲ.①温病学说 – 研究
Ⅳ.①R254.2

中国版本图书馆 CIP 数据核字（2016）第 039402 号

中 国 中 医 药 出 版 社 出 版
北京市朝阳区北三环东路 28 号易亨大厦 16 层
邮政编码　100013
传真　010 64405750
廊坊市三友印务装订有限公司印刷
各地新华书店经销
＊
开本 880×1230　1/32　印张 7.5　彩插 1 页　字数 144 千字
2016 年 4 月第 1 版　2016 年 4 月第 1 次印刷
书　号　ISBN 978 – 7 – 5132 – 3202 – 9
＊
定价　29.00 元
网址　www.cptcm.com

如有印装质量问题请与本社出版部调换
版权专有　侵权必究
社长热线　010 64405720
购书热线　010 64065415　010 64065413
微信服务号　zgzyycbs
书店网址　csln.net/qksd/
官方微博　http://e.weibo.com/cptcm
淘宝天猫网址　http://zgzyycbs.tmall.com

温病纵横谈（二）编委名单

主　编　谷晓红

副主编　赵岩松　董　斐

编　委　于　河　刘铁钢　郑子安　万宇翔　王云辉
　　　　刘　倩　马雪颜　沈怡华　魏　震

前言

温病学是一门临床基础学科，是中医学专业的主干课程。其中《温病条辨》更是被誉为四大经典著作之一。

温病学的基础理论及其独特的治疗方法是其他临床学科的基础，因此历来被认为是学习中医学的必修课程。温病学的辨治思路不仅对治疗外感发热、感染性、传染性疾病有良好的指导作用，在内科、妇科、儿科、外科、皮肤科、老年病等系统疾患的治疗过程中，亦有广泛的实用性。此外，许多临床工作者对一些难治性疾病的治疗经验亦从温病学中得到了启发。

北京中医药大学历来重视经典课程的教学，是唯一进入"211工程"和"985优势学科创新平台建设"的中医药高等院校。由我校牵头，联合中华中医药学会主办了第二届全国温病学论坛暨温病学辨治思路临床应用高级研修班，论坛邀请北京地区多位著名的温病学医家和学者，倾囊相授关于温病辨治的学术思想和临床研究成果，与会者收获颇丰。本辑共收录了论坛 11 位专家讲座的精彩内容，文字尽量不加修饰，贴近讲座原貌，以期给予更多中医学子以温病学习上的指导，并给予长期从事临床的医生更多启迪与思考。

本书在编辑过程中，得到了许多研究生同学的支持，得到了中国中医药出版社领导和编辑的鼎力相助，在此一并表示衷心的谢意。也恳请读者给我们提出宝贵意见，以便再版时修订提高。

编者
2015 年 7 月于北京

目

录

——

经方论治温病的心悟 | 131
聂惠民

——

《时病论》 治咳法的临床应用 | 145
宋乃光

——

手足口病的临床诊治 | 169
李秀惠

三焦膜系理论在温病中的应用

孔光一

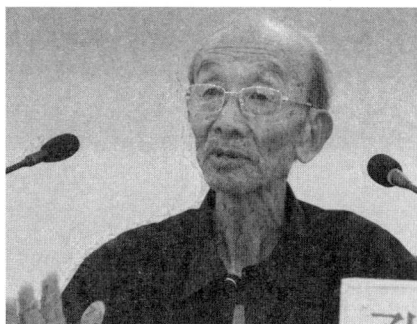

孔光一，男，1927 年生。北京中医药大学教授、主任医师。从事中医学教育及临床工作 60 余年，精通感染性热病的诊治，并擅长内、妇、儿等科常见病的治疗。首批全国有独特学术经验和技术专长的老中医专家。享受国务院政府特殊津贴。曾被评为北京市及全国优秀教师，获得首都国医名师称号。

三焦膜系的形态分布

[1]

孔光一，赵岩松，严季澜等．少阳三焦膜系病机探讨［J］．北京中医药大学学报．2011.34（3）：149～150，158.

关于三焦膜系理论在温病中的应用，可能有好多同志看过我们发表在学报上的文章[1]，里面写的三焦膜系，是我们几个人商量过的。这么多年来，我们谈三焦，但很多人不知道三焦具体是什么东西。你说中医讲的三焦重要不重要？重要！那中医的三焦究竟是什么东西？大家可以看我们写的文章，里面有三焦的生理、病理，有形态学。中医的形态学很重要。我们从《内经》到现代，一直都有形态学。但三焦到底是什么东西到现在还是弄不清。所以我们写三焦膜系，就是想把三焦的样子找出来。

三焦指人体的上、中、下三个部位，包涵所在脏腑。三焦膜系分布很广，形态各异，人体上下内外的各类膜层，均属于此。三焦膜系具有协调脏腑、运行津血、充养全身的作用，又是代谢的通道，故有决渎的功能。《灵枢·营卫生会》里讲道，"营出于中焦，卫出于下焦"；"营在脉中，卫在脉外"；"上焦如雾，中焦如沤，下焦如渎"。《素问·痹论》中也提到："卫者，水谷之悍气也，其气慓疾滑利，不能入于脉也，故循皮肤之中，分肉之间，熏于肓膜，散于胸腹。"王冰注曰："肓膜，谓五脏之间，鬲中膜也。"薛生白说："膜原者，外通肌肉，内近胃府，即三焦之门户，实一身之半表半里也。"这都是说，三焦膜系涵盖所在脏腑、管腔内外及肌肉、筋骨间的各种膜层及所属功能，具有联系上下、互通内外的作用。

膜系就是三焦的形态。三焦的形态分外通和内通，以膜为基础，膜中有血，血中有膜，这样就形成了中医形态学方面的一个新观点。我们还不敢说它是假说。我们就是想找到三焦的形态，而且认为可以找到。有了膜还找不到吗？这个膜到处都有。如果没有膜，皮还存在吗？"皮之不存，毛将焉附？"所以膜很关键，提出三焦膜系是我们取得的一个突破。有了对膜的认识就好治病，有了对膜的认识就能拿出治病的依据来。这是学科上进一步的拓展。但是这个理论还有没有问题？有。中医方面的形态学，五脏六腑都可以找出来，而且说得很清楚，位置比较精确，只有三焦找不出来。所以我们讨论三焦膜系，就是要找到形态，找到三焦的样子。今天我们讨论的问题就是有关三焦的形态学，其客观本质上的形态和分类。三焦膜系有着不同的形态。在病机方面，根据三焦膜系所属脏腑部位的临床症状，可以推断三焦膜系与脏腑的病变状态。

　　赵岩松：我先把前面孔老讲的内容给大家解释一下。这篇关于三焦膜系的文章，大家在《北京中医药大学学报》上，还有一些报纸上可能已经看过了。这篇文章提出了一个新的名词——膜系。大家翻翻中医基础书，可能看不到这个说法，那这篇文章是怎么回事呢？孔老师是很少写东西的人，但是他突然对"膜系"特别感兴趣，就亲笔把这个文章写出来。实际上这是他把几十年的临床经验浓缩到这个概念里面，想跟大家交流一下。这是孔老写这篇文章的初衷。这篇文章孔老亲自修改了很多遍，并且请谷晓红教授、宋乃光教授都看过，文章的内容实际上也是孔老临床经验的浓缩。既然是浓缩，大家可能会觉得比较抽象。

　　孔老谈三焦膜系，是由于长期以来我们用三焦这个概念，只是停留在概念上，没有用它来区分病位。虽然大家都知道三焦的功能，但在临床上很少看到利用三焦这一通路去治病。孔老希望大家能用三焦的概念指导临床，能以这个思路来开方。这是他最主要的一个目的。其次，三焦太抽象了，为了把三焦形象化，让三焦成为大家可以理解，能够看得见的东西，因此孔老提出"膜系"的概念。膜系是什么呢？就是分布在全身的、各个脏器都有的、各个部位都有的，又不能把它分离出来的一个部位。我们也不是要把膜系分离出来，而是想让大家知道，一旦病机影响到膜系的话，它是里外、脏腑、肌肤、肌肉都有涉及的，这也就是整体的概念，一旦发病，是一身上下都涉及的。虽然是提出了一个新概念，其实还是比较传统的中医整体观念的认识。

三焦膜系的分类和功能

三焦膜系理论的形成与脏腑形态功能紧密相联，膜层的形态结构亦随脏腑功能的不同而有区别。三焦膜系可分为两大类：一是外通性膜系，二是内通性膜系。

外通性膜系是直接与外界相通的膜层，主要为呼吸道与消化道。呼吸道以肺为主体，肺主气体交换，吐故纳新，供养全身，其膜层薄而致密；消化道以胃肠为主体，主受纳水谷，吸取营养，排泄废物，供养全身，其膜层厚而粗疏。这两道膜系与脏腑，虽处于人体的同一个部位（上焦），但彼此是不相连通的。由于同属于外通性膜系，通过吸纳转运水谷、清气，进入内通性膜系、脏腑，便可形成气血精微供养全身。《灵枢·营卫生会》曰："中焦亦并胃中，出上焦之后，此所受气者，泌糟粕，蒸津液，化其精微，上注于肺脉，乃化而为血，以奉生身，莫贵于此，故独得行于经隧，命曰营气。"虽然这些过程有些含糊，但在原理和功能上却很明确。外通性膜系的特点，具有通透性强、敏感度高、载运量大的作用。

内通性膜系主要为血运通道内外的膜层。通道膜层血运情况虽有不同，但总属心、肝为主体。心脏活动推动气血运行，肝脏提供血运来源。血运参与人体各种所需成分的生成，以充养脏腑及机体各部。故内通性膜系在血运通道内外满布膜层，深入机体各部。膜层结构错综复杂，但又分别组合，根据脏腑功能不同，既能分别运行管膜中不同的营养物质，又可融合管膜中的各种营养以供机体运用，在供养过程中形成的各种代谢废物又通过膜系在人体各部的窍道排出体外。这种庞大而复杂的膜系，对人体生理、病理起着非常重要的作用。

三焦膜系中，外通性膜系吸纳内输营养而排出废物，内通性膜系供运营养遍及全身而外输废物。两者虽功能不同，但内外结合，以维持正常的生理状态。

赵岩松：为了大家能理解运用膜系这个概念，孔老把膜系分成了两组，一组是内通性膜系，另外一组是外通性膜系。外通性膜系的重要特点就是排出邪气，这也是温病的特点，讲究祛邪。内通性膜系则是正气的濡养作用，所以强调的脏腑是肝、脾、肾。在临床上治疗的时候，孔老说，你要是看到邪气了，从外通性膜系里把它祛除出去；看到正气不足了，需要正气帮忙，那么你要通过内通性膜系扶正。

孔老的方子，基本上都是整体论治。你会发现他不是去治某一个脏腑，这也就是孔老在临床上很少会用我们方剂学中某一个固定方子的原因。也就是说，他的枪打出去的时候，不是一颗子弹，而是一群子弹，而这群子弹，有一个统一的方向，每一颗子弹，也都有各自的目标。这种整合出来的治疗效果，并不是单纯说患者的某个指标好了？患者的感觉是，哎呀，我又活得好了。很多患者都说过，"孔老又给了我一条命。"很多同学听着这话，觉得这太夸张了，怎么又给了我一条命？实际上就是说，他从一个生活很痛苦的人，变得像以前一样活得像个人，活得很舒服。这就是孔老在三焦膜系理论指导下达到的临床效果。孔老在治疗过程中很少追求对某个指标的效果，比如血糖降下来了、转氨酶降下来了，他都不太在意。他只是着重问患者，你原来最不舒服的地方现在感觉怎么样？经过长时间的服药以后，每个患者的整体水平都有所提高，甚至有时还有附赠产品。什么叫附赠产品呢？说一个例子。曾经有一个患者，胸闷乏力，而且左手的脉是没有的，据他自己说是锁骨的某根动脉先天缺失。但是这个患者在孔老这儿吃了半年的中药以后，左手的脉能摸到了。当然这是一个不太好解释的现象。虽然这个患者不是因为他左手没脉来就诊，但这种整体治疗的结果就是对患者全身的各个角度都有改善。这是孔老三焦膜系理论最大的一个特点。所以大家要从系统性治疗的角度，从整体治疗的角度，从扶正和祛邪两条主要通道的角度，来理解孔老讲的内容。

关于三焦膜系的病机，孔老认为也分为外通性膜系和内通性膜系两个膜系统，它的主要病机特点就是利用外通性膜系来祛邪。能和外界相通的部位，最主要的是呼吸道、消化道、皮肤。孔老最喜欢《内经》中的一篇是《生气通天论》。他常说的一句话，"什么叫通天？"孔老对"通天"两字理解得很深。这"通天"里面除了对邪气的祛除，还有自然界清气的吸入，以及外界环境对疾病的影响。孔老治病的时候对肺是非常重视的。至于消化道，这个不言而喻，大家都知道"温病下不厌早，伤寒下不厌迟"，大家都喜欢用下法来祛邪，这是一个很好的通道，同时消化道出了问题以后也是一个藏污纳垢的地方。所以孔老在治疗的时候非常注意保证患者大便的通畅，不是去通大便，不是用通便药来保证大便通畅，而是通过对膜系的整体调节作用实现大便通畅。他的方子有一个特点，几乎看不到苦寒泻下药，但是患者吃了以后，常常大便偏软，甚至不成形，但是患者反馈的结果是虽然便软但是很舒服，这点可以供大家参考。

内通性膜系中，一个是心脏的推动作用，所以孔老在治疗的时候特别注意调理心气，像丹参这类药就用得比较多。另外肝脏既调节气机，又是藏血的器官，和脾的关系也非常大，同时又受到肾的滋养，所以肝也是孔老特别注意的一个脏腑，他经常用赤白芍、当归来养肝血。

在病机方面，温邪热毒侵袭外通膜系，膜之通透受伤，出现肺热咳嗽，胃滞脘闷等症，则治以宣清疏化；邪热侵入内通膜系，血运失调，病轻在营者，需透热转气，若转神昏，则当清开；病重耗血伤阴，膜系萎弱，治以凉血散血，滋清并用，以复心肝之运。风寒侵袭外通膜系，风邪疏解肌腠，寒邪外束凝滞，肺胃膜层受伤，则出现咳嗽、胃痛等症，治以温宣和中，以展膜层；风寒侵入内通膜层，膜系拘急或弛缓，血运被碍，心肝失调，则出现胸闷、胁痛等症，甚则神机闭郁，治以温通疏利或开窍，以和膜层。此外，气郁湿滞、体质强弱、受邪轻重等因素，也是膜系病机的关键点，如果膜系及脏腑受损太过则难治。总之，膜系损伤，常为脏腑疾病发生的开端，随着疾病的严重发展，膜系损伤更深，又为脏腑疾病发展的终点。

三焦膜系的起源及病机分析

三焦膜系起源于肾，肾为先天之本，膜系相连，肾膜丰富，除血运膜与肾膜相连外，两肾被膜之集合处与腹腔膲膜相通，即是膲膜之起源。《素问·阴阳离合论》曰："太阳根起于至阴，结于命门，名曰阴中之阳。"推测膲膜之起源与命门有关，以俾探求。

肾膜以肾脏为本体，肾主藏精化气，为元气之根，元气敷布全身，促进人体生长发育，为生命活动的主要基础。肾膜是膲膜的起源，膲膜属少阳，少阳涵胆，胆与肝直接相连，肝为藏血之脏，又为血运之源，肝血肾精，本有互化作用，肝通过少阳胆膲膜系与肾相通，肾精之气入肝，肝血与心脉并行，这便构成了精血互化转运作用，又是膜系脏腑供养的要素。肾主水，为人体水津布化及代谢之根，水津布化须赖肺气通调，气化则水行。肾精、水津总为肾的重要功能。《灵枢·本输》云："少阳属肾，肾上连肺，故将两脏。"这种原理勾画出先天之本的起源，及少阳、肺的归属又受肾统领的关系。起源、归根是事物发展的重要条件。

膜系相连，肾膜启动，肾与全身脏腑发生功能联系，三焦膜系的延伸与作用更扩大了，举凡人体上下内外，无不有三焦膜系与肾气共存的作用。《难经·六十六难》："三焦者，原气之别使也，主通行三气，经历五脏六腑"。《金匮要略》："腠者，是三焦通会元真之处，为血气所注；理者，是皮肤脏腑之纹理也。"这两句话便是论据。

咱们中医是"活"的，不要把它理解"死"了。《内经》说，"出入废则神机化灭，升降息则气立孤危。故非出入则无以生长壮老已，非升降则无以生长化收藏。"你把这两句话内容想通了，什么样的病都会医。《内经》的这句话是哲学，非常深奥，一定要把这个弄通，否则有些东西不知不觉中就会导致出现事故。有些病人拉不下屎来，就像刚才说的，用泻药，用通便药，用苦燥药，大便就下不来。你找到个窍门，没用上面那些药物，它自己就下来了。下法有多少，你看伤寒论多少下法，温病上有多少下法，你把全部的下法捧到这儿来，一个个把它对照，它不一定下得来。但是你用准了，用活了，也许用的并不是单纯的下药、下法，它自己就下来了。中医要"活"呀。

赵岩松：孔老说，医学上有很多模糊的现象，我说一句话，你们就出来反驳我，就互相打架。其实这个不用打架，因为每个人脑子里的概念都不一样。你就按自己想的去做，最后的验证就是看你能不能解决实际问题。谁对谁错，用事实说话，所以说做中医必须要做临床。

孔老说三焦膜系根源于肾，肾除了我们学过的先后天之本以外，还有一个重要的功能，孔老非常重视，就是《灵枢·本输》里的"少阳属肾，肾上连肺，故将两脏。"但是这句话，最早在《内经》课本里面，少阳被解释为是少阴的误写。孔老说最近他发现了这句话在内经教材里有了另一个解释，也就是说现在内经教材也在强调肾在少阳和肺中的重要性，而且肾是起主要作用的。

病案举隅

某女，43 岁，2010 年 9 月 10 日就诊。发烧两月，晨起略轻，入暮重，体温 39℃，无汗，烧前曾吃松花粉一周，口干苦，思饮，脘部烦热，尿频或黄，寐差。痿证病史两年余，起于下肢，继手颤，加重年余，脚凉，双下肢废用。血压低。现经行两日，曾人流 3 次，左脉弦滑，尺弱右显，苔黄腻白，语言不利。2010 年 8 月 20 日颅脑 MRI 显示：1. 小脑萎缩；2. 双侧侧脑室前后角旁、左侧颞叶、右侧顶叶皮层下小缺血灶。

处方：柴胡 10g，赤芍 15g，丹参 30g，郁金 10g，黄芩 10g，半夏 9g，益智仁 6g，怀牛膝 10g，黄柏 15g，白术 10g，太子参 15g，麦冬 30g，生甘草 5g，当归 10g，丹皮 10g，肉桂 3g，炒栀子 10g，川断 10g，生薏仁 15g，青陈皮（各）5g，5 付。

9 月 17 日二诊：药后语言表达明显转清，两天前发烧 40℃，血压低，尿 2～3 小时一次，便软，舌尖红，苔灰黄厚腻略干，脉略数，晚间喉中有痰，便稀味臭，色黑，偶见血滴，经将行，略咳。

处方：柴胡 10g，赤芍 15g，丹参 30g，郁金 10g，黄芩 10g，半夏 9g，益智仁 6g，怀牛膝 10g，黄柏 15g，白术 10g，

太子参 15g，麦冬 30g，生甘草 5g，当归 10g，丹皮 10g，肉桂 4g，川断 10g，炒薏仁 25g，连翘 15g，青陈皮（各）5g，苏子梗（各）5g，5 付。

9 月 21 日三诊：烧退，17 日经行。加独活 5g，7 付。

10 月 8 日四诊：加厚朴 15g，菊花 10g，14 付。

10 月 22 日五诊：下肢能动，扶能立起，寐可，遗尿，10 日经行，量不多，提前一周，语声清畅，时有后脑不适，下肢微肿，左脉弦，舌根腻。发热未反复。

处方：柴胡 10g，赤芍 15g，当归 10g，川芎 6g，黄芩 10g，郁金 10g，半夏 9g，黄柏 15g，肉桂 4g，丹皮 10g，石菖蒲 5g，麦冬 30g，连翘 15g，菊花 10g，益智仁 6g，生晒参 10g，甘草 5g，炒薏仁 30g，厚朴 15g，川断 10g，怀牛膝 10g，龙胆草 5g，苏子梗（各）5g，10 付。

11 月 1 日复诊：手有劲，脚肿，听力可，月经将至，加茯苓 15g，生艾叶 6g，10 付。

后经随访，患者未再发热，诸症均减。

我这个方子怪里怪气的。你看这方子，益智仁、肉桂、川断温肝肾，温得够厉害，清热的药，像赤芍、丹皮、栀子，凉不凉，够凉了，但是把它们弄到一块就有效。这就是阴阳，有阴无阳不行，有阳无阴不行，有寒没有热不行，有热没有寒也不行。寒热就是阴阳，阴阳两个字包括很多方面，是一个矛盾的组合，多种矛盾的组合就是阴阳，就是寒热、就是高低。"阴阳者，天地之道也，万物之纲纪，变化之父母，生杀之本始，神明之府也"。这些词儿用得贴切。

赵岩松：这个女性患者是顽固性的发热，同时伴有活动不利，语言不利，最初来看病的时候思维意识是不清晰的，每次都是她先生推着轮椅来孔老门诊。西医的诊断是小脑萎缩。下面给大家介绍一个我们孔老独特的分析药物的方法，用这个表格来表明一下具体药物与我们刚才讲的膜系的概念有什么关系。

处方用药作用分析表

太子参、麦冬、生甘草、当归、丹参	气阴	心	上焦	内
柴胡、赤芍、郁金、黄芩	气机	肝胆	中焦	内
丹皮、炒栀子、连翘	邪热	心肝	上中焦	内
半夏、苏子梗、白术、青陈皮	痰湿	脾胃	中焦	外
黄柏、牛膝、薏仁	湿热	脾肾	下焦	外
益智仁、肉桂、川椒	阳气	肾	下焦	内

这些药物在这个表里是一种和中药学不一样的组合了一下。比如说柴胡、赤芍、郁金、黄芩这组药是调节肝胆气机的，它们的作用部位在肝胆，这是我们学过的东西，而在孔老的概念里，这几个药，首先作用在中焦，同时它主要是解决内通性膜系的问题。再看下面，益智仁、肉桂、川断，笼统地说这是一组益肾阳的药，它们的作用部位在下焦，也是解决内通性膜系的问题。但是邪气怎么办？病程这么久，有继发的病邪，也有相兼的

外邪，有发热。你要祛邪，给它一个通道，通过外通性的膜系的治疗，比如说，通过化痰、通过胃肠道解决中焦气机的问题。另外，还可以通过二便以祛除湿热。当然这些划分有交叉，概念也有交叉，比如说把柴胡放到肝胆，内通性膜系里面，其实柴胡疏通气机，也有解热的作用，可以作为外通性膜系的一个药物。

总之，这个表不是丝丝入扣的对应，为了让大家看得清楚，写得没那么复杂，大致表达了孔老三焦膜系的治疗思路。孔老常说："外通而内入，内通而外出。"这句话大家要仔细体会。

谷晓红：刚才孔老师给大家做的是关于膜系理论的交流。我们中医最讲究气场共振，这次交流能让我们在座的各位同道们，通过这样一个专题报告的平台，感受一下孔老师的气场。从他的言谈举止当中，感受对于中医的理解，对于临床疾病的理解，最终落脚到膜系理论。这次讲座谈的是膜系理论在温病中的应用，就我们所理解，膜系理论不仅能够指导温病的诊治，对于一些疾病相关热证的指导意义也是非常高的。大家要好好理解膜系的学理，回去可以查一查孔老这篇文章，发表在《北京中医药大学学报》上，同时查一查孔老工作室团队发表的相关文章，比如说关于孔老的"痹从少阳论治"理论的一些文章。湿热痹从少阳论治也是用膜系理论的学理做指导，在这个理论支持下，我们探讨湿热痹用芪胆通痹汤从少阳论治的方法。孔老师的讲座可能有别于其他专家，往往我们在听课，最好都是你直接告诉我是什么、用什么。而孔老师则是要告诉我们怎样去研究、怎样去读书、怎样去读活那些病例。今天大家通过理解三焦膜系的学理，对我们临床上所见过的许多疾病都可以重新进行思考，可能会有新的启发，这就达到了我们今天请孔老师跟大家面对面交流的目的。

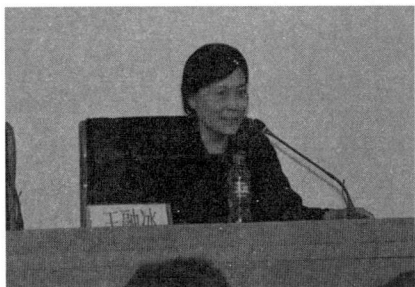

中医药治疗感染性疾病

王融冰

王融冰，1945 年生。北京地坛医院主任医师、教授、硕士生导师。国家中医药管理局防治甲型 H1N1 流感专家组副组长，国家药监局新药审评专家，科技部项目审评专家，中华中医药学会急诊分会主任委员。多年来从事以肝病为主的传染病的中医、中西医结合医教研及学科建设管理工作。承担国家级、市局级多项研究课题。获国家科技进步二等奖、北京市科委科技进步二等奖、中华中医药学会一等奖。

非常高兴刚才听到了我们孔光一老师做的学术报告，他特别提出了一个"膜系"的新概念，我回去还要好好学习一下。孔老师是个做学问非常认真的人，他读了很多古书，深得传统中医精华。我的中医经典功底肯定不如孔老师那么深厚，下面我就把这些年对于温病学在传染病领域运用的感想和体会，跟大家汇报一下。

温病学的沿革

　　温病学，现在也叫外感热病学，其实就是西医学所讲的感染病学，既包括传染病，也包括一切由病原体感染引起的发热性疾病。温病学是最具中医特色的学科之一，在临床上可以独当一面，我们要好好地继承和发扬。温病学的理法方药在抗击 SARS 中很好地展现了其临床价值，而且还应该有更长足的发展。没有发展就没有传承，传承也寓于发展当中。咱们北京地区的名老中医蒲辅周曾经说过，"外感热病是中医宝库中最为可贵的部分，中医辨证论治水平的提高，关键在外感热病证治过程，脱离外感热病，只治内伤杂病，难以铸就高水平的中医!"温病学是中医四大经典之一，也是中医的理论基础，所有中医都应该重视。

中医治疗感染性疾病的记载出现得很早，在河南殷墟出土的甲骨文里就有"虫""蛊""疟疾"的记载。说明那个时候古人已经注意到了感染性疾病。《左传》里已有对"瘦狗"[1]的描写，瘦狗就是疯狗。温病学沿革于《内经》《伤寒杂病论》等，"天道有遭世而兴，事有遇时而显"[2]，只要遇到传染病、感染病，温病学的作用就得以显现。人们对于传染病的认知，就是长期以来在与传染病的斗争中逐渐发展和丰富起来的。每一次大疫都会涌现出一批医家，这些医家的经验总结则推动了温病学说的前进。比如距离我们最近的朝代——清朝，根据《清史稿》的记载，共发生一百多次疫情。明清时代也正是温病学登峰造极的时代。

在《黄帝内经》时代，就已经对传染病有了初步的了解，《素问·刺法论》里描述了传染病的特点："五疫之至，皆相染易，无问大小，病状相似"。用现代传染病学的观点来表述就是，同一个病原体造成的

[1]

《左传·襄公十七年》："十一月甲午，国人逐瘦狗入于华臣氏，国人从之。"《左传·哀公十二年》："国狗之瘦，无不噬也"。

[2]

金代马宗素《伤寒医鉴》："天道有遭世而兴，事有遇时而显，此古今之常理，出于自然者也"。

感染，人的表现可能是相似的。而我们中医还要考虑到传染源和当令之气裹挟的情况下，不同体质的人可以有不同的临床表现。这样即使是同一种传染病，也不能用一个方治到底。要辨体质、辨季节、辨气候、辨地域。《伤寒论》中提出了六经辨证，温病学中提出了卫气营血和三焦辨证，今天孔老师提出了三焦膜系理论，这都是具体的辨证思维。民国时期的医家将温寒辨证融会贯通，同时也认识到外感病原在发病中的重要性，如祝味菊说的"有机之邪"，指的就是病原体。

明清时代是温病学的成熟时期。明末清初，吴又可提出"戾气学说"，认识到六淫之外别有一种戾气，可以引起感染性疾病。这在微生物形态学诞生之前是一个非常有价值的医学假说，但没有引起足够重视，中医也就没有向微生物方向发展，这是中国医学史上一个比较沉痛的教训。其余的医家还有很多，比如叶天士等等，大家都比较熟悉，我就不一一介绍了。

当代也有很多对温病学做出贡献的专家，像岳美中、姜春华等。20 世纪 50 年代岳美中奉周总理之命到地坛医院研究中西医结合治疗流行性乙型脑炎，老先生当时收治患者的病历资料都是非常客观、非常科学化的。既有很多成功的病例，也有不成功的病例，我们学术的进步，就是需要这样客观的记录。上海名医姜春华提出"截断扭转"的概念，特别提出了治疗传染性或感染性疾病要"早""急""速""效"，要截变、截扭转。用这种思维治疗急重症和危重症，能够掌握疾病的变化规律，有效地控制病情的发展蔓延。他特别提出"先证而治"，与部分中医专家观点不一致，与清代的医家叶天士、吴鞠通的学说也不完全一致。姜春华的"截断扭转"学说，是对温病学的一大推进，有很大的发展空间。天津的王金达是一位西学中的老先生，1975年他首次提出对革兰阴性菌导致的严重感染和败血症要"菌毒并治"，这对于中西医学都是一个创新理论。

感染性疾病中最终导致死亡的原因是多脏衰。防治多脏衰，要先于传变施治，要有明确的治疗目标。1965年我到地坛医院去实习，跟的是印会河老师。那时候地坛医院叫北京第一传染病医院。看到一个脑膜炎的病人，角弓反张。根据患者的症状，印老师辨证为大承气汤证。大承气汤治疗痉病，是后世对仲景学术的发展，它的治疗思路就是上病治下，釜底抽薪。印老师的这个病案让我受益一生。后来我们在治疗肝性脑病时，虽然患者的症状和那个脑炎患者的症状不完全一样，但我们采用的治疗思路是相似的，也是大承气汤的加减方，在给药方法上有所创新，用灌肠的方法给药。近些年，邓铁涛老不断对艾滋病以及其他感染性疾病提出一些自己的认识，另外周仲瑛、康良石等老先生也对传染病、感染性疾病提出了一些自己的认识和经验。

中医治疗特色

　　下面我就中医治疗感染性疾病的特色谈谈自己的想法。传染病是由特定的病原体感染引起的疾病。比如说禽流感病毒黏附在黏膜上，病毒有血凝素，黏膜上有受体，血凝素与黏膜细胞发生凝集，产生细胞受体，与病毒结合，使病毒通过黏膜皮肤屏障，进入体内。对于感染性疾病来说，并不是每一次发生大的疫情，所有人都被感染，都会发病。因此，我总结了一下，感染病的结局是"冰山现象"。

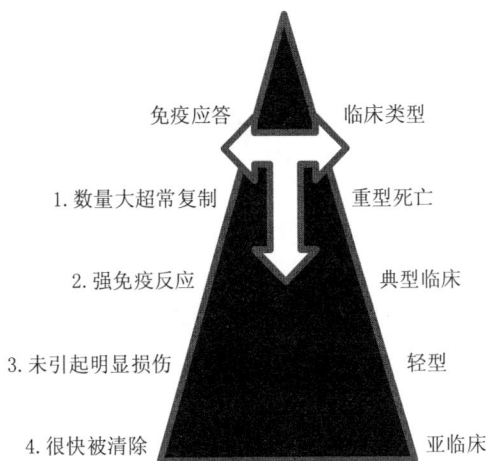

免疫应答　　　　　　　临床类型

1.数量大超常复制　　　　重型死亡

2.强免疫反应　　　　　　典型临床

3.未引起明显损伤　　　　轻型

4.很快被清除　　　　　　亚临床

中医药保护大多数

感染结局——冰山现象

这个图的就是不同情况下，机体的免疫应答不同，临床表现也不同。一般情况下，如上图所示的第四种情况，病原体很快被清除。比如SARS流行时，很多人都会被感染，但是进入体内的病毒很快都被自体清除，没有表现出临床症状，这就是亚临床型，是整个被感染人群中的 大多数，也就是基底段。第三种情况表明感染发生后没有引起明显的损伤，临床症状很轻微，或者是一过性的，只有一两天，甚至没有明显的发热。这种情况在感染人群中也占比较大的比例。第二种情况是比较典型的发病，表现为比较常见的临床类型。第二、三、四种情况都是感染性疾病的常规表现，机体感染病原体后，发生比较强的免疫反应，出现一些典型的临床症状，越是青壮年感染，越容易出现这几种情况。第一种情况是当一次感染病毒数量很大，或者机体处于特殊的免疫状态，病毒就会出现超长时期的大量的复制，导致重症的出现。在现代医疗条件下，重症的救治成功率很高，死亡病例是非常少的。SARS爆发时，有报道说死亡率是百分之七点几，国外报道的死亡率是百分之十几，中国的死亡率是最低的。那时地坛医院收治的SARS病人数量很大，也有很多是病毒超常复制的重型患者，因为轻型患者基本不用住院。这个图表现的就是不同情况下的免疫应答不一样，临床表现也不一样。

咱们北京中医药大学也参加了2003年SRAS的救治。我记得谷老师也曾经写过这方面的文章。这个病理机制是什么？从中医讲就是一个邪正交争的过程，实际也就是感染和免疫的过程。下面我引用国家病毒感染领域首席专家侯云德院士几句话。他说，"人类细胞受体蛋白质的变异、细胞代谢的变异均可影响病毒感染的发生与发展，这是人类个体基因组 SNAPs 和 CNVs 的不同可以影响病毒感染的理论基础，也是个性化医学的基础"。个体差异也是中医辨证的基础。古人并不知道这些，但是古人知道在一场大疫中，不同人的表现可以很不一样。也就是说，虽然"五疫之至，皆相染易，无问大小，病状相似"，但是在不同人身上的结局是不一样的。

"病毒在细胞内繁殖时首先要克服细胞先天性免疫的防御机制，这是病毒致病性的基础"。引起天然免疫的防御机制越强，损伤可能就越显著。"急性病毒感染出现症状时，由于细胞先天性的防御反应，使病毒繁殖的高峰已经开始下降；而病毒症状的出现又往往与持续的先天性免疫反应（细胞因子潮）有关；所以防治病毒病，预防更显得重要。"也就是说，当病人出现临床症状时，病情已经开始往下走，而不是在上升的阶段。当初期感染时，病毒有时是潜伏在体内的，复制到一定程度才引起症状，症状出现的时候，又有持续的先天免疫反应，这个免疫反应的时间长短就是邪正抗争时间的长短。现代医学将这个过程称为"细胞因子潮"，它的时间长短跟机体分泌的细胞因子所形成细胞因子潮的大小、强弱有关系。对于感染性疾病、传染病来说，应该是强调预防为主，而不是等到发病以后再治疗。中医的观点是治未病，既病防变，要先于病机用药，先安未受邪之地。

中医对疾病的认识主要是"整体观"和"三因致病"。中医治疗的主战场是调节内环境，这也是中医辨治思路的特点之一。但是在明清，很多医家都强调"祛邪为第一要义"，"清热解毒为第一大法"。到了民国时期，祝味菊又强调"扶阳抑邪"和"清热解毒"并列为第一大法。这些都是在疾病的不同阶段采用的不同治法，并不矛盾。

中医防治感染性疾病，它的理念方法，和西医是不同的，但这两者又是互补的。我非常不同意把中西医对立起来，尽管它们的确是独立的，因为形成的年代不同、社会背景不同，各自有各自的理论指导，但是异曲同工。这像是登珠峰，你从南坡走，我从北坡上，都可以到达同一个峰顶。中医治疗就是扶正祛邪，辨证论治。调节免疫，顾护卫气，就是对于内环境的保护。而现代医学就是抗病原治疗，对症处理，对抗思维特别强。西医的治疗理念处处体现着这一点。而中药的植物药、生物药，天然和西药的化学药不同。我们，两者怎么能够进行对照、对比。所以，在不同年代里产生的医学的特点、特征和治疗方法是不一样的，不能直接去对照，去对比。但是中医药有它自己擅长的一面，西药也有它的特色。

下面，我再说说对咱们温病里面的很多条文，在实践后的认识。叶天士《温热论》里的第一条，"温邪上受，首先犯肺，逆传心包，顺传阳明。"所有搞温病的人都知道这一条，在临床上确实是这样的。肺和胃同属气分。它们的经脉同气相求，同为后天之本。肺掌握的肺气是后天之气——后天之本，胃运输五谷精微，是后天之本。而在五行上，肺和胃五行是相生的。所以肺和胃在温病学上传递的时候，是相承的，而不像逆传心包。这是叶天士讲的。叶天士和吴鞠通两位有很多相似的、互相引用的内容。

而逆传心包的时候，就会出现神昏谵语，病邪深入了，所以叫逆传。顺传阳明，比如说今年的麻疹，有些人就强调，有很多病人出现腹泻，这个不好。我说古人可是说顺传阳明，没有什么不好的。从现代医学上讲，麻疹出现腹泻本身也是正常的，因为肠道出疹以后必然引起腹泻，而且这个腹泻和疹子是同期的，疹子退的时候，肠道的症状也就缓解了。但是如果麻疹出现肺炎，症状就比较重了，容易出现一些神志症状，或者上不来气、呼吸困难，这就是逆传的表现。顺传阳明并不可怕。因为温病的特点就是温热首尾一体，热贯始终，热程即病程。这个和其他疾病不一样。而流感也好，麻疹也好，你看麻疹从发热、出疹，到最后疹子开始下去的时候，热程才接近结束，同时病程也就接近尾声。其他的内伤性疾病就不是这样，比如肺结核的发热，就是结核没有得到有效控制的表现；比如肿瘤的发热，热程并不是它的病程。"热为温之渐，火为热之极。"热度越高，持续得越久就说明病得越重，这个发热和疾病程度是一致的，是邪正相搏的过程。所以我们说热既是症状也是病机。退热对于中医来讲，并不是对症治疗，而是在逆转疾病的发展，是针对病机的治疗。如果拿中医药的退热作为一个对症治疗来和西医对比疗效的话，那中医药肯定不如阿司匹林，也比不上激素。SRAS期间西医给那么多病人用激素抑制炎症退热。我们中医虽然也退热，但不是从对症的角度入手。当然对症治疗在临床上也是很重要的。

"清热解毒为第一大法"。清热，刚才说了，发热本身是邪正交争的过程。解毒，现代医学的治疗方法是抗病原，从免疫上、从组织上去保护。而我们清热解毒法里面也包含了抗病原的作用，虽然从实验上不容易证明中医药在抗病毒上和抗生素有同样的作用。因为中医药的作用是多方面的，是复合的，包含了对免疫的抑制，对免疫的调整。需要抑制的情况下，它有抑制作用，在免疫反应过于激烈的时候，它有抑制炎性因子的作用。同时很多实验都证明了中药对组织的保护。"祛邪为第一要义"，这是吴又可首先提出来的。但是中医的祛邪和现代医学的祛邪是有区别的。中医的祛邪并非单独针对病原而言，主要针对的是机体患病以后产生的病理产物，像痰、湿、瘀等等。现代中药学的剂型和给药途径有很多，如喷雾、灌肠、胃饲、鼻饲等等。理化检查是望闻问切的延伸，中医诊病也应与理化检查互参，我们不要排斥现代医学，而要充分利用现代医学的科技进展。这不仅是现代临床诊断的需要，也是现代医疗法规的需要，同时也可以成为发展中医药的手段。

那么我们现在辨证要辨什么呢？一个是辨症状，看它是属于卫气营血哪一阶段，属于上中下三焦哪一焦，同时更主要是的辨体质。通过正确的辨证分析，找出适用的药物。如果这个患者是真寒假热，那就有很多药物是禁忌使用的。古人总结出来一些标志性症状，比如白痦、疱疹，这就代表有湿。手足口病是什么？也是湿。另外古人还说过"疹宜透发，斑宜清化"，在绝大多数情况下，临床都是这样做的。特别是麻疹早期要用透发的方法，宣毒发表汤就是一个透发的方子。斑疹就不能透发了，比如手足口病的重症，虽然疹子，也透发不出来。经典中的大多数内容是古人从实践中总结出来的，使用起来还需要我们根据具体情况再去辨识。还有黄疸，我们地坛医院主要治肝炎，所以黄疸很常见。黄疸就是湿热，无论谷疸、酒疸、女劳疸，只要是有黄疸的的疾病，就是湿热。这个古人早给我们说了，《沈氏尊生书》里就有，不需要再细分那么多种，都是湿热为患。另外我们临床经常检查白细胞，要注意白细胞高的不一定是实证，白细胞低的不一定是虚证。如果同时有发热不解，这是毒热瘀湿互结，是湿热的表现。第二个，温病重舌，舌是生命信息的一个重要表现，体现了人的气血、体质，同时在一定程度上可以看出邪正的盛衰。比如舌苔腻肯定是夹湿，但这个湿是外感邪气里带着湿，还是本来体质里就有湿，通过仔细辨别舌象，也能看出来。

第三个就是吴又可说的，如果疾病初期使用补药的话，无异于开门揖盗，关门留寇，实际上就是助纣为虐。这也是我近几年通过SARS得到的切身体会。大家回想一下我刚才画的冰山图，在邪正抗争的过程中用补药，虽然用补药的目的是助正祛邪，但是从细胞因子层面上来看，用补药就会增加细胞因子的分泌，等于反而助长了炎症反应。所以说现在的治疗并不是简单地有选择性的助正抑邪，中药西药都是这样，有些药物应该慎用。再举个例子，SARS的时候，有的西医主任主张用干扰素，干扰素是抗病毒的药，在SARS刚刚发病的时候就用干扰素显然是不对的。因为干扰素刺激很多细胞因子的分泌，所以他用干扰素只是一种尝试而已。我们允许尝试，因为那时候谁也没有经验。但是最终他那个病区的死亡率相对比别人的还要高。我们还没有找到确切的原因，但起码说明干扰素可能是无效的。

另外，咱们温病现在最常用的是卫气营血辨证，这是一个传变顺序呢，还是一个定位？我觉得卫气营血在一定程度下反映了疾病的传变过程，在更多的情况下则是对病位的确定。因为传变到营血的病是极少数的，绝大多数就在卫气。温病向愈的时候，漐漐汗出，就是微微地汗出，这个是脉静身凉的表现，是我们用了清透解表的药物之后最希望取得的一个结果。张仲景也提到过，外感病、伤寒，无论是什么，漐漐汗出最好，如果出大汗，病不解，那就是用退烧药对症处理的效果，比如阿司匹林。但是治疗温病我们提倡达到漐漐汗出的效果，祛邪而不伤正。我们在临床上是异病同治、同病异治很常见。你比如说甲流、乙流（甲型流感、乙型流感）是不同的病，但是治疗方法和法则上有很多是相同的。

甲型 H1N1，禽流感 H7N9、H5N1，在治疗上有很多地方也是相通，当然不完全一样，因为疾病的表现不尽相同。这就是异病同治。咱们温病的银翘散现在广泛用于外感病。不管是支原体感染，还是社区获得性肺炎，或者流感，银翘散在疾病初期的应用都很广泛。西医就不是这样了，它是每一个病，针对一个病原体，有一个抗病毒药物。但是要针对每一个病原体，发明各自不同的抗病毒药，是不现实的，现在大家也发现了，达菲对所有的甲型流感都有效，虽然各种甲型流感在临床上有不同的症状。但我们中医的治疗思想、辨证思维显示出普遍适用性。至于同病异治，你看无论是 SARS、甲流、手足口，在国家中医药管理局发布统一的治疗方案和指南前，各地的中医都会拿出不同的治疗方法，各有各的道理，切入点各自不同，这也体现了中医的灵活性。

关于伏气学说，我在这里就不详细讲了。很多传染病都是有潜伏期，特别像艾滋病、乙肝，病毒潜伏于内，在一定的情况下发病。

对于"温病下不厌早"，我深有体会。肺与大肠相表里，所以"下不厌早"在肺卫疾病包括传染病的治疗方面太有意义了，这一点我是深有体会的。SARS 流行时，朝阳医院的医务科长感染了，住在地坛医院，我去看他的时候，他用着激素治疗，热退不下来，吃不下东西，几天没有大便。上下都不通了，那他这个热肯定退不下来。我就给他用了大承气汤灌肠，两次以后，体温逐渐降下来了。现在像流感、手足口病等疾病的患儿，只要有便秘的症状，就可以用一些大黄类的药，这样有助于退热。但是这个机制现代医学还没有完全解释得通。这是老祖宗从临床实践中总结出来教给我们，"釜底抽薪"。就像我刚才说过的，可能也是改变人体内环境、调整体内微生态的一种方法。

彩图[1]1、2是流脑的典型体征，这种斑提示邪毒已经进入血分，治疗上相当困难。

[1]

所有的彩图见书末。

彩图3、4是疹，这种疹比较好治。对于发疹性疾病，无论是麻疹、风疹、幼儿急疹等，中医药治疗很有特色。但是对于毒入血分的发斑，虽然机理可以用"邪入阳明"解释，但是疗效不好。彩图4是组织胞浆菌感染引起皮下发斑，这些斑里都有组织胞浆菌。

彩图5是肠伤寒的玫瑰疹，肠伤寒中西医结合治疗效果很好。彩图6是湿疹患儿，用中药治疗效果比较好。这个肺与大肠相表里的研究是国家973计划的一个课题，由北京中医药大高思华教授牵头。课题组经过整理总结古今关于"肺与大肠相表里"的理论和临床文献资料，发现对于肺与大肠相表里的理解，应该是肺与大肠互为表里，旨在说明肺与大肠在生理和病理上具有相互影响的关系。

讲了这么多，总结一下。首先，中医药治疗感染性疾病危急重症的时候应该菌毒并治，清热解毒是第一大法，泻毒清瘀祛邪占首位，无论中医西医都应该有这个治法。当然中医祛的"邪"不一定单是指病原体，也可以是病理产物。其次，要改变肠道的微生态，也就是刚才说的"下不厌早"。可以用各种方法来上病下治，肺热从大肠泄热。其实清热凉血的这些药物，现代医学、现代药理学都认为它可以缓解一些超敏反应，也有潜在的抑制病毒、抑制炎症的功能作用。另外还有就是顾护胃气，维护生机，这是中医临床治疗最最重要的一点。无论多么危重的病人，只要还留有一分胃气，就留有一分生机。所以我们在选择药物的时候，虽然需要苦寒，但是也不要太伤胃。要时时刻刻注意顾护胃气，维护生机。

中医治疗感染性疾病的必要性

感染性疾病现在依然是人类生命的主要威胁，感染性疾病一旦流行，给人们造成的灾难往往超过局部战争，像经典的鼠疫、天花、小儿麻痹等，这些疾病有些虽然已经被控制，包括结核、麻疹、狂犬病也都被控制了，但是并没有灭绝。一旦这些细菌、病毒变异成功，或是找到新的媒介，就可能会给人类造成新的流行。且不说还有一些新发突发的传染病使人们措手不及。例如，2011年新疆爆发了脊髓灰质炎，这是从巴基斯坦输入的。人类在不断地进步，病原体也在不断地进步，它的每一次变异都可以引起新的流行和感染。耐药菌又使人类面临着前所未有的危机。抗生素原本是抑制微生物的，但是抗生素的使用会导致微生物不断针对抗菌药物进行变异。目前我国抗生素滥用现象非常严重，世界卫生组织已经几次提醒我们，如果再不遏制抗生素滥用问题，不仅会造成中国的灾难，甚至可能引发一场全人类的灾难。

2014年2月，卫计委公布了2013年我国传染病的情况。与2012年相比，传染病的发病率和死亡率总体是下降的。但是2014年麻疹在北京、天津、山东、东北地区造成了一个爆发流行；而广东、广西、云南出现了登革热的局部爆发流行；疟疾本来已经销声匿迹了很多年，但近几年它的报告发病率大幅度增加。2013年8月，统计的乙类传染病中，像病毒性肝炎、麻疹、肾流行性出血热、布氏杆菌病、登革热等，丙类传染病中，像手足口病、流行性感冒、流行性腮腺炎、感染性腹泻（诸如病毒感染）等，这些病种都是我们中医应该而且能够很好发挥作用的。2012年全球疫情统计，病毒感染是罪魁祸首，占到所有感染的80%以上。病毒感染有突发性、多变异、无特效治疗、疫苗滞后等特点，经常让我们非常被动。气候越暖和，虫媒越活跃，人畜禽共患的疾病越多。2012年手足口病连续6年遍布全国，2013年我国出现了禽流感H7N9的散发，是上海复旦大学首先报告的，这是我们国家首先分离出来的禽流感。H5N1这些年在东南亚一直流行不断。最近这些年中东又出现了新型冠状病毒非典型性肺炎，到2014年已经死亡几百例了。还有登革热、乙脑、马尔堡出血热等等。2014年夏，严防非洲的出血热传入我国，我们地坛医院也接受了任务，因为我们离机场最近，有病人肯定要到我们医院去。值得注意的是，耐多药结核杆菌在我国的一定的范围内也造成了灾难。因为这些病人没有办法进行抗结核治疗，只能够通过中医药来延长生命，或者说中医药可以提高抗药的结核病人对抗生素的敏感性。

在参与感染性疾病治疗的过程中，中医学、温病学都会有所发展。国际卫生组织总干事1996年就告诫我们，人类正处于一个传染病全球危机的边缘，没有哪一个国家可以幸免，也没有哪一个国家可以对此高枕无忧。大家看看近几年的情况确实如此，美洲一出现流感，很快就传到了中国。高度发达的人流、物流，使我们的地球已经成为名副其实的地球村，人们彼此息息相关，同呼吸共命运。我国的卫生工作方针是中西医并重，所以中医药不能袖手旁观。我们的温病学绝对不仅是课堂上的温病学，一定要为社会服务，保护大多数人是我们的目标（要想让全部人群都得到保护，任何医学都达不到，所以我们的目标是保护大多数）。中医药发挥多层次、多靶点的作用，特别是对于细菌感染性疾病，可用抗生素和不用抗生素之间要优先考虑中医药治疗。因为中医药成分复杂，不容易产生耐药。而且中医药是我们自主的知识产权，中医药的发展将带动一片产业。陈竺院士特意就此发表过文章，论中医药的发展，其中包括医改、创新和标准化等等各方面的问题。

中医药抗击大疫有优势

中医药在历次大疫当中都显示了优势，我就不一一讲个例的辨证了，从我们参与整个抗击非典大役上来讲，讲一些宏观的东西。2003 年非典最开始的时候，地坛医院的中医走向抗击 SARS 的前线不是那么容易的。因为我们中医在传染病医院里面是不太受重视的科室。地坛医院主要的研究目标、工作对象是病毒性肝炎，当时面临一个新的突发的病毒感染，由于人手不足，医院所有的科室都在收治 SARS，这使得我们中医也能够进入一线，积累了一定的经验。而正是因为这一点，北京市中医管理局把地坛医院作为一个重点单位，组织专家（张炳厚、晁恩祥、周平安、姜良铎等）来跟我们一块儿探讨 SARS 的中医药治疗。在这个治疗过程当中重视舌象，表里合参，针对主症发热要平稳退热，退热就是针对病机的治疗，同时尽量减少激素的用量和不良反应。当时钟南山教授到地坛医院来指导我们用激素，甲强龙用 400～500mg 的，把我们都吓坏了。我们的老院长徐道振和崔振宇都是传染病领域的泰斗级人物，他们也没见过这样用的。虽然钟南山教授这么用有他的道理，但我们对这个方案是感觉比较没把握的，正是在这种情况下，中医药发挥了很大的作用。

大家看下面这两组病人体温变化曲线图。

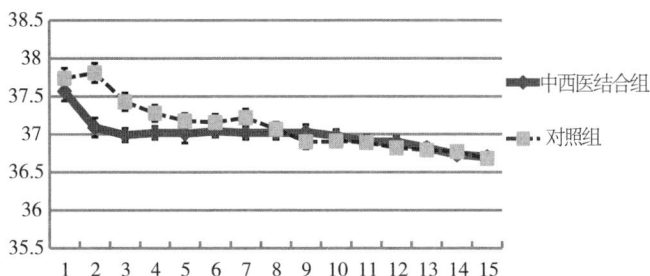

上面显示的是中西医结合组和激素对照组的体温变化。可见中西医结合组的激素用量比激素组少，但取得的疗效是一样的。当时我们非常注意观察病人的舌象，再和同期的胸片对应起来，通过这样动态的观察，我们发现胸部的变化和舌象是有相关性的。

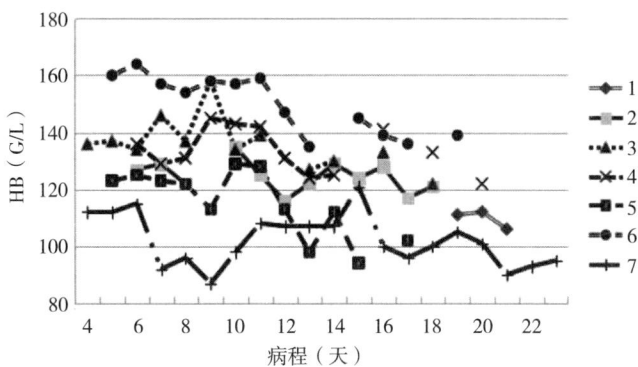

上图是2004年7例非典病人不同病期的血红蛋白值，他们的症状表现为气短、乏力，同时血红蛋白显著下降，这也

印证了我们中医讲的"有诸内者，必形诸外"[1]，需要我们"司外揣内"[2]。

[1]

《丹溪心法·能合脉色可以万全》："欲知其内者，当以观乎外；诊于外者，斯以知其内。盖有诸内者形诸外。"

[2]

《灵枢·外揣》："故远者，司外揣内，近者，司内揣外，是谓阴阳之极，天地之盖。"

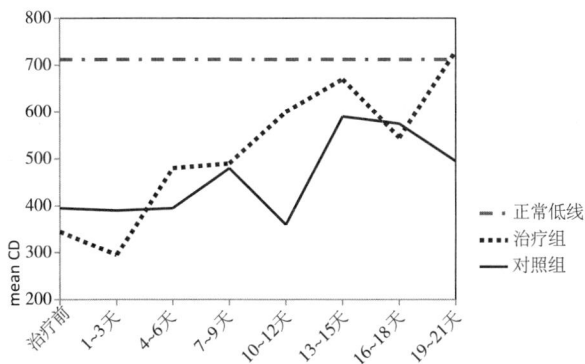

上图是药物对细胞免疫变化的影响。大家可以看到，水平虚线是一个正常范围的低值，这个细胞数表示的是 CD4 免疫细胞，点状线是中医药治疗组，实线是对照组。从这个免疫细胞的变化来看，中医药组的细胞免疫情况恢复得比较快。

中医药抗击 SARS 的成果带来了很大的影响，引起国内外对中医药的重视，政府也开始给予扶持，推动了中医药行业的进步，也促进了中医药医护人员回归传染病临床。在发展中传承，用中西医结合思维达成共识。在抗击甲流的时候，国家中医药管理局王国强局长、北京市中医管理局赵静同志都来到了地坛医

[1]

Wang, Chen; Cao, Bin; Liu, Qing-Quan, et al. Oseltamivir Compared With the Chinese Traditional Therapy Maxingshigan-Yinqiaosan in the Treatment of H1N1 Influenza［J］. ANNALS OF INTERNAL MEDICINE. 155（4）: 217～U53

院，要求在甲流防治中，一定要让中医上到第一线，采取中西医结合的方法，让中医药发挥作用。同时组织了相关专家，由王永炎院士带头，形成了甲流的诊疗方案。首先归纳了病证的类型，分为毒袭肺卫、毒犯肺胃、毒壅气营三个证型，毒壅气营就是重症了。用的主要方剂是银翘散、麻杏石甘汤、清营汤和清瘟败毒散。当时也做了一些实验研究，其中最著名就是王辰院士证实了单纯用中医药治疗和奥司他韦同效，论文发表在《内科学年鉴》上[1]，影响因子高达 26 分，这是中医以前没有过的。这个后来成为他申报院士的一个成果。我们在中国中医科学院也做了一些动物实验，证明了我们用的中药方子对于肺组织是有保护作用的，而在抗病毒方面，我们的方子没有奥司他韦好。通过这些研究，我们发现临床中中医的作用没有充分发挥，给病人开了中药，告诉病人一剂药分两次喝，或者院内医嘱一天两次，然后就不管了。西医对于病人的管理，凡是发热的病人每隔四小时重复检查，如果仍然发热，就再次给药。所以中医也要注意后续的服药指导，有些病人需要一天两剂甚至更多。这个实验的最后的结果显示我们的第二号处方大剂量的退热效果最好，对照组是阿司匹林，能够达到这个效果是非常不容易的。2009 年国家卫生部和《柳叶刀》联合召开国际会议的时候，特意邀请咱们中医药人在那上面发言。当时李克强、陈竺部长、刘谦部长都给了我们很大的认可和鼓励。

中医药治疗是我国临床医学的特色。中医药治疗不以对症为目的，但是对症状的改善很显著。对于急性、短程、自愈性甲型 H1N1 流感，中医药是另外一种治疗方法。现阶段中医药治疗甲型 H1N1 流感以清热解毒为主，不需要依赖进口药物。有些药厂对热毒宁[1]进行了抗病毒作用的体外实验，发现它对神经氨酸酶也有抑制作用。抑制神经氨酸酶的活性是达菲、奥司他韦的作用机制，我们中药也有。还做了热毒宁的抗炎作用实验，炎症模型用的是内毒素致兔肺的急性损伤，结果显示热毒宁的抗炎作用很好，保护了肺组织。

今年因为地坛医院牵头做了中医药行业建设的大项目，中医药治疗流感的临床研究，其中有一个实验结果提示热毒宁联合血必净[2]疗效最好，起到了抑制炎症趋化因子的作用。实验分组中热毒宁跟好几个补药分别联合使用，但是它跟参麦注射液联合使用效果不好，跟血必净联合使用效果就比较好。血必净以凉血活血的药物为主。这个跟我说的温病一开始不要用补药是一个道理，也就是古人说的，病的初期或者极期不要因为看到症状严重就轻易采用补法。

国家卫生计生委《甲型 H1N1 流感诊疗方案（第

[1]

热毒宁注射液：用于上呼吸道感染（外感风热证）所致的高热、微恶风寒、头身痛、咳嗽、痰黄等症。主要成分是青蒿、金银花、栀子。

[2]

血必净：用于由感染引起的全身炎性反应综合征及多器官功能失调综合征，主要成分是红花、赤芍、川芎、丹参、当归等中药提取物。

三版)》里面的内容就调整了，原来都是奥司他韦抗病毒治疗，第三版就提到了轻型无须积极应用奥司他韦，这实际上就是对中医药治疗的认可。中成药的销量在2010年和2011年翻倍地上升，2010年占外感病药物市场的25%，2011年占59.2%。

下面我再简单地说一下手足口病，我看课表明天有李秀惠教授专门讲手足口病，那我就不说太多了。手足口病从2008年到2014年，已经过去七个年头了，到现在没有控制下来。手足口病至今还没有疫苗。为什么没有？因为手足口病不是单一病原体引起的，二十几个病原体都可以引起手足口病。传染病一般都是一个病原体引起一个疾病，唯独手足口病是多个病原体导致的一组症状，是一个临床综合征。它是传染病里面的一个特例。北京市中医管理局在2009年有一个多中心治疗手足口病的任务，地坛医院是以重症为主。当时我们也把北京中医药大学的老师请到我们医院去会诊。一开始的时候，我们并不知道手足口病侵犯中枢神经。当时在安徽阜阳拍摄到的病例，小孩儿舌头伸出来是歪的，眼睛是斜的，问他妈妈，说原来眼睛很好，没事儿。这就是中枢神经受到侵犯的表现。侵犯中枢神经对我们中医来讲就是风，热极动风、湿热动风都可以。手足口病，我觉得是湿热动风。

2008年我们开过手足口的总结会，光在地坛医院看不行，因为地坛医院治疗手足口病的成功率很高，能看到的危重症不太多。我们就特意到有危重症的地方，2009年到手足口病的发源地河南省民权县去，还有阜阳那块儿，是第一年发病率最高的地方，连续死了三个孩子。我当时特别注意了患儿的指纹，因为指纹也是中医儿科诊断的一大特点，轻症的孩子指纹没什么特点，危重症的孩子才能看到。手足口病又叫疱疹性咽峡炎，多种病毒可以引起，其中最重的是 EV71。这是一种嗜神经病毒，临床上的重症和死亡病例 90% 以上都是EV71 感染。而且这些病毒感染不发生交叉免疫，我们在临床上经常看到这个孩子这次好了，下次又发疹子了，是被不同的病原体再次感染。手足口病一般都是三岁以下的孩子最多，病情变化比较快，细胞因子反应也比较强，因为这是他第一次被这种病毒感染。成年人为什么没有手足口？因为很多病毒都已经感染过了，所以不会发病。

手足口病现在还没有临床上能够使用的疫苗，虽然疫苗的研制并不是非常难，菲律宾、泰国、中国都研制了，而且据说都成功了，但是使用前景并不好。因为可能的病毒有 20多种，不可能给孩子打 20 多针啊，只能想办法针对一种或两种重要的病毒，但是针对 EV71 嗜神经病毒的疫苗，又因为疫苗本身就是灭活的病毒，注射之后很容易引起人体的免疫反应，相当于打了疫苗就得了一次小病，过敏体质的孩子更有可能出现重症。而 EV71 的感染在整个人群中的发病本身属于相对少的类型，这样衡量下来疫苗的研制难度依然很大，不易推广使用。

手足口的发病和地域、种族、经济发展有很大关系。从

2008 年国家就开始请专家们制订诊疗方案，一直到 2012 年的版本，一直在根据各地的经验不断进行修正。手足口病在温病学中属于温疫，疫毒经口鼻而入，湿热犯于脾肺，上熏口咽，外发四肢，发为疱疹，重者邪毒炽盛，湿热生风，可见高热、易惊，肌肉瘛疭，甚则内陷厥阴，神昏厥脱。神昏厥脱就是危重症。手足口病主要分两大型，一个是普通型，就是脾肺湿热型。患者有典型的疱疹，一般疱疹越多病情越轻，常用的方药是甘露消毒丹加减。如果还有发烧、便秘的话，可以用清热类中药灌肠。口舌生疮，小孩儿不爱吃饭，还可以配合青黛散、双料喉风散等喷或抹喉部。但是喉风散之类的药抹上更疼，福建有个药叫金线莲，没有什么刺激性，对小孩儿的疱疹、口腔溃疡效果很好。第二个类型是重症型，也就是湿热动风型。湿热动风型出现神经重症就是危重症。湿热动风型多用清瘟败毒散和羚角钩藤汤两方加减。地坛医院当时请周平安、姜良铎老师去，他们提出来用《金匮要略》的方子，效果也可以。这说明中医的异病同治、同病异治。也用了钩藤，而且金石药用得特别多，石膏、寒水石之类的。那么重症和轻症是由什么决定的呢？这个就是病毒直中的问题了，而不是卫气营血传变的问题。死亡病例全都是危重症，危重症 90% 以上是 EV71 感染，病毒直中脊髓前角。脊髓后角是脊髓灰质炎的侵犯部位，脊髓前角是 EV71 的感染部位。病毒感染到这里，虽然可以出现神经运动迟缓性麻痹等症状，但是经过一段时间，大多数还是能够恢复的。这两个小孩儿，虽然中枢神经感染症状都出来了，但是都能恢复。极个别的孩子出现了延髓感染，延髓是呼吸循环中枢，延髓感染会很快出现呼吸、心跳停止。我到阜阳看到的一个手足口病患儿，1岁多，上午我们到病房去，小孩儿还在妈妈怀里吃奶，虽然有高热，一般情况还可以。但是下午这个孩子就进ICU了。北京儿童医院的专家亲自操作，上了呼吸机，但是第二天早晨孩子还是没有抢救过来。大家认为这个患儿可能就是延髓感染，这是极少数。所以说，卫气营血辨证是大多数病例的规律，个别的规律是邪毒直中。中医药的一些注射液，比如热毒宁注射液，对于退热、皮疹、口腔溃疡的消失时间都比空白组要好，我们用的口服中药也是这样。还有值得一提的是喜炎平注射液[1]，动物实验显示，它对致瘫率和死亡率都有所降低，说明它对机体有一定的保护作用。

再简单地说一下H7N9，H7N9爆发最高的是在江浙一带，2014年是广东发病比较多。当时H7N9我们地坛医院收治了1例，实际上被感染的有3例，但是只有1例发病了。这说明H7N9感染以后不一定发病。我们当时特地把患儿的父母和邻居都请到医院来做检查，结果证实了患儿的母亲和邻居的小孩儿也被感染而都没有发病。这个患儿得益于早期发现早期治疗。患儿的妈妈很聪明，当时政府正在做一些禽流感的宣

[1]

喜炎平注射液：主要成分为穿心莲内酯总酯磺化物。清热解毒，止咳止痢。用于支气管炎、扁桃体炎、细菌性痢疾等。

CDC：中国疾病预防控制中心的缩写

传，她一看孩子发烧，立刻就送到了地坛医院。我们门诊的大夫警惕性也很高，立即给患儿做了咽拭子检查，看是不是禽流感。第一次检查的结果只显示流感，第二次结果显示是甲型流感，第三次送到国家CDC[1]去检查，才证实了她是 H7N9 流感。但是地坛医院没有等最后的检查结果，一发现她是甲型流感立刻就用了达菲、奥司他韦抗病毒治疗，同时用了中药，处方是银翘散和白虎汤加味。这也是国家中医局针对禽流感的一号处方。这个孩子的表现是典型的干烧无汗，体若燔炭，汗出而散。我们院长多次在外面讲，中药用上去以后，没有几个小时体温就逐渐地下降，而且微微汗出，真的很神奇。等到国家 CDC 检查结果出来，新闻报道北京市发生一例禽流感的时候，患儿的体温已经下来了。这是中西医结合治疗禽流感早期合作成功的一个典型病例。这个案例中医为什么能够早期进入？工作机制是一个保证。临床上单纯等待病人一发烧就到中医科就诊是不可能的，因为按照门诊流程病人首先应该去急诊，然后到感染中心。所以我们地坛医院在感染中心已经设立了中医队伍。我跟咱们谷校长和赵老师已经说过几次，非常欢迎咱们大学的学生、师兄弟到地坛医院来，第一时间接触感染性疾病，积累经验，提升信心。

发展是硬道理

　　最后我想讲的，发展是硬道理。中医药发展到今天，一直有着强大的生命力，当然也受到历史的局限。你看吴鞠通讲"太阴温病，血从上溢者，犀角地黄汤合银翘散主之。有中焦病者，以中焦法治之。若吐粉红血水者死不治。血从上溢，脉七八至以上，面反黑者，死不治。"他虽然提出了一个清热育阴法，但实际上还是死不治的。所以现在我们既要学习继承古人的一些精华，也要有所发展，有所前进。孔老已经年过八十，还在思考、总结新的学说和观点，这就是一种发扬和前进。我们这代人更应该这样，结合临床推动理论发展才能使学术生存下去。如果没有继承、发扬、发展这个过程，学术的生命力就没有了。历史上有一些不治之症、死症，有些现在已经是攻克，有些已经有很多治疗方法。我们要充分利用现代科技的成果，丰富中医药理论，发展中医药临床，这是我们中医的生命力所在。

　　在现代医学背景下我们要保持特色与优势，同时要与时俱进，建立我们专业化的队伍，全面回归感染性疾病的临床。地坛医院采用的方式就是在感染病区建设中医队伍，并且不断地引进人才，让队伍的思想像一潭活水。另外我们形成了一个长期的中医专家的会诊平台，请院外的专家参与。我也特别欢迎谷老师和赵老师有机会带着学生去现场教学。在临床上中医药介入就是要找准治疗的时机，选择适宜的方法，取得循证医学的高级证据。中医如果全部用循证医学是做不到的，也是不可行的。但是我们能做到的地方，就一定要去做。习主席多次讲话都提到了，坚持中西医并重的基本方针，特别是促进中西医结合及中医药在海外发展，政策给了我们广阔的空间，就看我们怎么去做了。我觉得咱们中医只有能够应对突发、新发传染病，能够应对一些耐多种药物的感染性疾病的治疗，才能使中医药得到传承和发展。继承不泥古，创新不离宗，中医药要自强自立，需要在座诸位共同努力。谢谢！

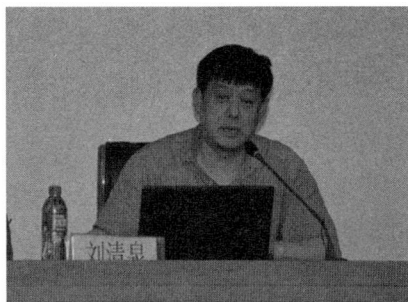

基于伏邪理论多重耐药菌感染的研究

刘清泉

刘清泉，1965年生。首都医科大学附属北京中医医院院长，主任医师、教授、博士生导师。中国中西医结合学会急救专业委员会委员，中华中医药学会内科学会热病和急诊专业委员会委员等。主持省部级以上课题6项，荣获北京市"抗击非典"优秀共产党员、北京市高校系统优秀共产党员、全国百名杰出青年中医、北京市群众喜爱的名中医等称号。

谷校长邀请我在这第二届温病论坛讲点课，我就想，讲点什么有趣的呢？因为有些内容，可能已经给大家讲得很多了。那么我就把最近几年围绕耐药菌感染方面的一些思考、研究，给各位做一个汇报。我希望通过这个汇报，关于中医温病学的理论如何用于当今一些复杂疾病的临床，能够给大家一点启示。

耐药菌的产生和危害

刚才王融冰老师讲了一些关于传染病的内容。这些年我也一直在想，西医讲的感染类疾病，病毒和细菌感染，还有其他的一些感染物，在中医几千年的发展过程中可能都治过。不仅治过，而且很多时候还是主力军。从内经到伤寒到温病，我们面临的最大问题，就是对发热性疾病的诊断和治疗。而发热性疾病一部分以流行传染为主的，被称为疫病、传染病，而一部分没有传染性，就作为热病治疗了。从传染性疾病来看，目前最多的是病毒性传染病。如果我们要研究现代的病毒和病毒性传染病的话，就应该认真地研究一下中医温病学理论。当然细菌性感染也是非常难治的，细菌感染过去是非常多的。在座的可能年轻人比较多，对细菌感染可能体会不深。50岁以上的人，小时候可能身上都长过疮、痈、疔、疖之类，因为生活条件不如现在。这些疾病就是细菌感染。有人说中医外科学研究得最多的就是细菌感染，因为细菌感染多表现在皮肤和外科疮疡这一块。如果细菌进入体内，引起发热，就认为是热病相关的问题。而在抗生素没有发现之前，所有的细菌都是敏感菌。抗生素出现以后，虽然使细菌感染的死亡率下降了很多，但也带来很多弊端。抗生素的种类越来越多，使用越来越广泛，耐药菌也随之产生了。传统的中医是否治疗过耐药菌？肯定没治过。《外科全生集》[1]等中医外科理论著作里面，很多疮疡的致病菌都是不耐药的，因为耐药菌是针对抗生素治疗而言的，那时候还没有抗生素，也就没有耐药菌。所以耐药菌感染，对于中医来讲，也是个新的挑战。

耐药菌主要是因抗生素的不合理使用而产生的。几十年来，针对细菌感染的治疗，西医所采取的措施就是如何选择合理的抗生素。但无论怎么选，都会出现不合理的抗生素使用，以至于现在抗生素的不合理

[1]
《外科证治全生集》：又名《外科全生集》，1卷，刊于乾隆五年（1740）。王维德整理祖传秘术及生平经验而成。此书先总述痈疽病因、证候、诊法并列症29种，后按人体上、中、下三部分论外科病证治疗，兼及内、妇、儿各科病症治疗经验，另介绍200余种外科常用药之性能及其他炮制。

[1]

超级细菌：即"产 NDM‐1 耐药细菌引"，携带有 NDM‐1 基因，能够编码Ⅰ型新德里金属 β‐内酰胺酶，对绝大多数抗生素（替加环素、多黏菌素除外）不再敏感的细菌。临床上多为使用碳青霉烯类抗生素治疗无效的大肠埃希菌和肺炎克雷白菌等革兰阴性菌造成的感染。

[2]

鲍曼不动杆菌：为不动杆菌属中非发酵革兰阴性杆菌、条件致病菌。医院感染的重要病原菌，主要引起呼吸道感染，也可引发菌血症、泌尿系感染、继发性脑膜炎、手术部位感染、呼吸机相关性肺炎等。对常用抗生素的耐药率有逐年增加的趋势，引起临床医生和微生物学者的关注。

使用情况非常普遍。所以对于抗生素的使用，需要有非常严格的要求。但是就算医院解决了这个问题，还是有其他行业做得不好。比如说畜牧业、养殖业，因为动物也会感染，养殖人员为了防病抗病，就在饲料里加抗生素，让鸡、鸭、鱼、猪、牛、羊吃，人再吃这些肉，抗生素又回到人体去了。最近有学者说，地表水里都有多种抗生素。因此，耐药菌的产生无法避免，谁也避免不了。

从单一耐药到多重耐药，到泛耐药，再到前几年提出的"超级细菌[1]"。所谓的"超级细菌"就是对什么药都不敏感，从国内到国外这样的"超级细菌"越来越多。咱们国家诊断了几例，其中有一例"超级细菌"感染是在甘肃一个车祸病人身上出现的。实际上就是克雷白杆菌感染以后，这个细菌穿上了一个马甲，什么抗生素对它都没有治疗作用了。我带了几个大夫过去，在兰州待了一个礼拜，停用抗生素，单纯中药治疗，一个礼拜之后，这个病人感染症状消失，之后多次检查，都没有再发现"超级细菌"。由此可见，中药可能对"超级细菌"有非常好的疗效。耐药菌让医院几乎无药可用，ICU 里面这种病人多得让医生没法下治疗方案，很多 ICU 都是围绕着耐药菌在进行治疗。鲍曼不动杆菌[2]控制住了，绿脓杆菌出来了；绿脓杆菌控制住了，鲍曼不动杆菌又出来了；这两个菌都控制住了，耐药大肠杆菌又出来了……反正就是一轮一轮地折腾。原来还没有发现对亚胺培南[1]的耐药菌，现在亚胺培南的耐药几率也非常非常高了。耐药菌的感染高发以后，社会医疗的经济负担也越来越重。不管是呼吸科还是 ICU、急诊，对治细菌感染主要就是用抗生素。所以抗生素在治疗费用中占有非常大的比重。2010 年，我们国家进口抗生素药物 200 亿元，比 2009 年增加 13%。而另一方面，抗生素的研发，也呈现出投入多、收益少的情况。研制一个抗生素，需要 10 亿~15 亿美元的投入，而新抗生素出现不久，耐药菌群就会随之出现，抗生素的使用寿命越来越短。

目前抗生素的研发状况：1983 年~1987 年，有 16 种新的抗生素上市；1988 年~1992 年，有 14 种；2008 年~2012 年，只有 2 种。全世界几个大的医药公司，像辉瑞公司，都不研究抗生素了。

医院耐药菌感染及中医药治疗情况

针对上面说的情况，我在东直门医院工作期间，对于医院的耐药菌感染进行了一些研究和分析。2007年，ICU 收治了 153 个感染病人，其中出现多重耐药的有 48 人，占整个感染人数的 1/3。而从年龄来看，

[1]

亚胺培南：又名泰能，为 β - 内酰胺类抗生素，对革兰阳性、阴性的需氧和厌氧菌具有抗菌作用。抗菌谱包括链球菌、金黄色葡萄球菌、大肠杆菌、克雷白杆菌、不动杆菌部分菌株、流杆嗜血杆菌、变形杆菌、沙雷杆菌、绿脓杆菌等。

[1]

头孢他啶：又名凯复定、复达欣，为第三代头孢菌素类抗生素，对革兰阳性或阴性菌均具有较强作用。临床上主要用于败血症、菌血症、支气管炎、肺炎、胸膜炎、腹膜炎、肾盂肾炎、尿路感染、前列腺炎、膀胱炎、耳鼻咽喉感染、皮肤和软组织感染、骨和关节感染、盆腔炎及烧伤等。

高龄病人占 80% 以上，是多重耐药菌感染的核心人群。这些人免疫力低下，从中医讲就是正气不足。从多重耐药菌株来看，排在前几位的是肺炎克雷白杆菌、不动杆菌、大肠杆菌、铜绿假单胞菌，除了这些细菌之外，还有真菌。所有的 ICU 大夫都围绕这些病菌想办法，今天选这个药，明天选那个药。选完以后，这个细菌治好了，那个细菌又来了，治到最后，对于药物敏感的细菌越来越少。在关于耐药绿脓杆菌的研究中，发现头孢他啶[1]和亚胺培南的敏感性还稍微好一点，其他的抗生素全都泛耐药。然后我们用了中药，基本思路是益气、健脾、温阳、解毒、化痰，核心药物是党参、白术、附子、金银花。我们对使用中药治疗和没有使用中药治疗的病人进行回归分析，比较两组病人的 28 天存活率，结果显示中药可以提高耐药菌感染患者的生存率。所以说在东直门医院，60 岁以上的老年人重症感染，病原结果不明的情况下，我们首先要考虑耐药菌感染，药物选择首先考虑头孢他啶和泰能。因为当时在东直门医院的 ICU 里，100 多例的病人中，出现的耐药菌主要是绿脓杆菌，用头孢他啶和泰能属于经验用药。而我现在所在的北京中医院的 ICU，耐药菌感染主要是鲍曼不动杆菌，所以抗生素的选择，跟东直门医院就不一样了。

所谓的抗生素经验用药，是根据你所在的医院、所在的科、所在的 ICU 里面常见的细菌流行病学情况，选择有效的用药。因为细菌鉴别怎么也得需要 3 天时间，再快的也要 18 个小时以后才能看到结果，但是病人的病情不能等啊，要用药！用什么？这时候就只能根据以往的经验，是以什么细菌为主，然后有针对性地用药。同时要中西医结合治疗。中医治疗以扶正为主，用药以参、芪、术、草为核心。这样对于耐药菌感染患者的死亡率可以有比较好的降低效果。

中医药治疗耐药菌感染的机理

关于治疗耐药菌感染的机理，我们有必要引入中医的一些理念，比如"审因论治"，比如"祛邪扶正"，比如"整体观念"

中医的治疗采用的是多靶位、多途径的治疗方式。也就是说，中医对于细菌感染的治疗作用一直是明确的，但是大部分中药对于细菌似乎没有具体的一对一的杀灭作用（青蒿之类的很少）。那么中药对于细菌的生物学特征究竟有没有作用呢？我在进行研究之前，曾经有一种想法——中药可以治疗人的病，也可以治疗动物的病（兽医），而对细菌来讲，它是大自然存在的微生物，也是个生物，中药能不能改变细菌的生物学特征呢？通过中药干预让细菌不耐药，让它无法产生对抗生素耐药的结构。即使中药杀不了细菌，但让细菌不耐药以后，抗生素可能就能够把细菌杀死。基于这个思路，我们尝试研究中药是不是能够影响细菌的多个代谢环节。目前中医对于耐药菌的认识偏差比较大。前期我们查文献发现，治疗上普遍集中在清热解毒，凉血活血。这是把细菌感染视为一种"毒"，同时细菌感染以后，这种邪毒会耗伤人的正气。如果只是一味地解毒祛邪，不去匡复正气，就会邪去正散。所以我们在祛邪的同时，一定还要关注正气。在祛邪方面，中医的治疗方法可能比西医的治疗方法要少一些，但在现代临床，可能更需要中医去扶助正气，因为相对于祛邪，扶正更是我们的优势。正气存在，人的生命就存在。光把邪驱逐掉了，人也死了，那还有什么意义？我们过去的临床思路偏重于药物对细菌耐药机制的干预，治疗细菌感染，一种抗生素不行，就用两种；两种还不行，就加上酶抑制剂[1]，而忽略了中药对机体的作用。细菌在人体上生长，我们要是能把人体的内环境改变，不让细菌过度生长，感染自然就解决了。所以我们除了要想法子杀灭细菌之外，还要想法子改善人体的内环境，让它不适合于细菌生长。这样一来，可能不用杀，细菌自己就没了，或者说细菌就不致病了，只是存在于体内的某一个角落。所以说对于中药干预机体的作用方面，大家研究得还不到位，做得也不够全面。我们一谈到细菌，总是在

[1]

酶抑制剂：指特异性作用于酶的某些基团，使酶降低甚至完全丧失活性的物质。耐药菌能够产生分解抗生素的酶（超广谱β内酰胺酶、头孢菌素酶等），从而产生耐药性。加入相应的酶抑制剂后，可以降低或消除耐药菌的耐药性。

谈中药是不是有杀菌、抑菌、抗菌等作用，而忽略它对于人体的整体调节。这实际上体现了目前中医在这部分的研究中丢掉了整体观。讲中医理论的时候，我们都不会忘记强调整体观念、辨证论治，但是真到遇见具体问题的时候，就忘了，就只想着把细菌给打死。中医当然也可以打细菌，但是中医更重要的作用是通过调整体内环境，让细菌没有生存之地。记得我上大学的时候，有位老师跟我说过一句话："细菌怎么才能生长？得在阴暗潮湿的环境中。拿出来一晒，太阳光一照，细菌不就没了吗！"所以老先生说："阳气者，若天与日，失其所，则折寿而不彰。[1]"阳光一晒，阳气旺盛，不适合细菌生长了，细菌自然就没了。所以说在中药治疗耐药菌的研究中，要发挥中医的整体优势。而恰恰我们真正在治病的时候，特别容易走向偏激。最近看了一篇文章，说林彪指挥中印边境自卫反击战的时候，开始并不跟印度对抗，而是诱敌深入，待印度的三个军团过境以后，把他们杀得一干二净。这实际上就是整体观，不是说从一开始就要硬打，而是要有一种策略。中医对于抗生素的认识也是有局限性的，非得用中药跟抗生素比杀菌。比如说认为清热解毒法可以杀灭细菌，就用1斤、3斤，甚至10斤、20斤金银花熬成汤，人都能泡进去了，管用吗？所以说治病啊，需要中医的整体理念，要讲策

[1]

出自《素问·生气通天论》。

略，方法很多，药物也很多，要有先有后，有进有退，有攻有守，这才能形成一个完整的治疗思路。如果只攻其一点，不及其余，搞不好连大本营都丢了。

伏邪理论与耐药菌

为什么要提到伏邪呢？因为我们现在越来越感觉到耐药菌像伏邪。咱们看伏邪理论，伏邪是感受邪气，即时不发，伏于体内，逾时而发。"冬伤于寒，春必病温""冬不藏精，春必病温"，这里说的邪气实际上是伏于体内的。同样，每个人身上都有细菌，为什么有的人不生病？因为有一些细菌是条件致病菌，比如绿脓杆菌、不动杆菌，在 ICU 的很多护士、医生身上，甚至是咽喉部都能发现这个细菌，但他们没有得病。一旦你劳累过度，免疫力下降，或者有其他的原因，可能就会发病，这种细菌被称为定植菌[1]。定植菌看起来好像对人体没什么影响，但它毕竟是个细菌，它仍然在不停地暗耗你的精气。

所以我觉得伏邪理论用在细菌感染方面，非常像定植菌的问题，也是先对人体造成一定影响，导致人体对于新的邪气的抵抗力下降，从而致病。刚才王融冰教授谈到 H7N9[2]，H7N9 在 2012 年春天有一次大

[1]

定植菌是指长期生长在人体某个部位的细菌，如乳酸菌、大肠杆菌等。它们一定程度上是无害菌，但是如果出现菌群失调，或是部位转移就会有症状出现。

[2]

H7N9 病毒是正黏病毒科所属的禽流感病毒的一种亚型。

爆发。我分析了当时的情况，发现 2011 年的冬天是整个华东地区和江浙一带近 50 年来最寒冷的一个冬天，"冬伤于寒"，春天 H7N9 随之而起，"春必病温" 2013 年 H7N9 的发病在广浙一带，为什么？这一带那年恰恰是一个暖冬，冬天该冷而不冷，精气无法闭藏，可以暗耗人的阴精，"冬不藏精，春必病温"。所以 2013 年在江浙一带 H7N9 高发。其他地区也有发病，但是比较少。中医这种发病学说是非常有道理的。

关于伏邪理论，有些人否定，有些人支持。我们认为对伏邪理论的认识，并不是说真的邪气就伏在那了。实际上"冬伤于寒"也好，"冬不藏精"也好，主要还是指人体的正气受到损伤以后，到了春天，人就容易得病。细菌也是这样的，比如好多葡萄球菌，过去不致病的，现在都致病了。为什么？它和人体的内环境有关系。我们不仅可以把伏邪理论用于研究感染性疾病，也可以用于研究内伤杂病。伏邪理论强调的是正气和邪气两个方面，而发病就是潜伏很久的邪气在正气虚弱的时候爆发，邪气和正气的斗争结果，决定了是不是发病。正虚是个条件，当然如果邪气很弱的话，也可以不发病，同时在正邪的斗争过程中也会耗伤机体的正气。在耐药菌感染患者中，有很多是老年人、住院病人、慢性病病人，包括大量使用激素的、使用免疫抑制剂的、手术后的患者，这说明正气不足是产生耐药菌株的一个重要条件。体内的免疫力水平、内环境的稳定性是人体是否感染的决定性因素，这也就是"正气存内，邪不可干；邪之所凑，其气必虚"。

再结合中医对于感染病的认识，我们认为耐药菌感染的核心病机是正气不足，邪毒内伏。既然是"邪毒内伏"，我们对于"邪"的治疗，首先应该是透邪。透邪，就是给邪以出路，把邪气引出人体。其次就是除邪务尽，不能让邪气偷偷地留下来，潜伏在体内。也就是不能让定植菌存在，要清除定植菌。我们目前在临床上正在做这方面的研究，用中药扶正透邪的方法，既要对细菌有一个很好的控制作用，同时也要增强机体的抵抗力。透邪的作用，能够协同抗生素清除细菌；扶正的同时，能够调节人体的免疫，促进免疫的修复。感染病人的死亡，都是死于免疫力低下，细菌多谱感染，以致身体全线崩溃。中药扶正的作用，非常有利于促进病人的康复。

我们在最近的研究中运用了一些新技术，想看看中药在治疗耐药菌感染的过程中到底起什么作用。我们根据刚才提到的常用药物总结出一个方子，以当归补血汤为核心，加金银花清热解毒、青蒿透邪，治疗原则是扶正为主兼以达邪。这个方子里面对黄芪的使用要正确理解，黄芪的作用是什么？是托邪外出，《神农本草经》里并没有说黄芪有非常强的补益作用，在历代本草的记载中，黄芪都是用来治疗疮疡，托邪外出的。《外科全生集》《外科正宗》的很多方子都以黄芪为核心药物，比如透脓散等。而黄芪配伍当归以后，主要起的就是补气养血培元的作用了。银花是清热解毒药，同时大量使用还有凉血活血的作用。陈士铎有个五神汤，主要治疗组织坏死以及皮肤感染，比如各种疗、肿、痈等。陈士铎用金银花用到四两，甚至最高八两。这个方子我用过，确实很有效，而且金银花不用到这个量，就没有这么好的效果。我记得在东直门医院的时候，抢救过一例急性白血病 M5[1] 合并颅内感染的病人，检测出的两个细菌感染都是耐药菌。当时我们想的办法就是用黄芪 300g，银花 120g，连着吃了一个月。病人是我一个老病人孩子，他很信任我，说"你就治吧，能活了就活了"。"死马当作活马医"。一个月以后，病人烧退了，整个情况也很好，而且他的白血病的情况也改善了。这个病例说明了中药在治疗这类疾病的时候，要找对核心用药，不是单纯的量越大越好，而是要根据实际情况选择。

[1]

白血病 M5 是急性粒 – 单细胞白血病，临床上以肝、脾、淋巴结肿大及出血为主。

实验研究

那么中药到底有没有抑菌作用呢？在曾经的一些实验研究中，我们把上面提到的那个芪归银方设大、中、小剂量组，用提取液给小鼠灌胃，5 天以后，取出小鼠的血清（因为血清里面的药物含量是最多的），用含药血清来进行体外抑菌实验，然后测 MIC（最小抑菌浓度），单独的蒽醌类、皂苷、多糖（粗多糖、精多糖）……这些药物成分的抑菌作用。我们发现大剂量组的培养液是澄清的，清的说明什么？没有细菌生长。这个实验的结果是全方有效，粗多糖有效，其他的无效。这个结果很有意思。也就是说，这个处方确实有一定的抑菌作用，而且，当它和抗生素联合使用时，抑菌作用更强。

这个图就是中药和抗生素的体外协同抑菌作用，可见中药的全方提取物以及皂苷和含药血清都具有较好的体外抑菌作用。另外，中药和抗生素一起使用，具有协同杀菌作用。也就是说，中药不仅自身具有抑菌作用，还可以增强抗生素的作用。我当时戏称，中药可能是抗生素的增敏剂，或者像咖啡和咖啡伴侣。抗生素就好比咖啡，加上中药伴侣以后，好喝，效果更好。现在临床上很多情况都是这样，需要中西药联合使用，不能单独地说中医最好，还是西医最好。都好！要各取所长。

另外我们也做了一些体内试验。首先是对剂量筛选的观察。根据结果来看，大剂量组和中剂量组比较，中剂量组似乎显示出较好的作用。所以剂量的大小并不一定有绝对的关系。对于死亡率，以中剂量组为核心，我们做了一个保护实验，结果发现中西药结合组的死亡保护作用是非常强的。也就是说，单纯的西药或者单纯的中药，都有效，但是没有中西药结合的作用强。这就说明中药和西药联合使用，一定是产生了某种特定的作用机制。佐证是在免疫相关的指标测定中，我们得到了一些结果，比如说各组对于白介素 1β[1]，都有一个延迟作用。从图 1 可以看出，24 小时、5 天，各组的白介素 1β 有非常显著的差异。可见中药通过调节白介素 1β，能够消除炎症；而中药除了对于细菌的直接作用，还可能对人体的其他炎症因素有一个调节作用，从而改善内在环境，从另一个角度消除炎症。

[1]

白介素 1β（IL‑1β）是白细胞介素 1 的一种亚型。白细胞介素 1 是一种细胞因子，由活化的巨噬细胞产生，能够刺激参与免疫反应的细胞增殖、分化并提高其功能。IL‑1 有 IL‑1a 及 IL‑1β 两种亚型。

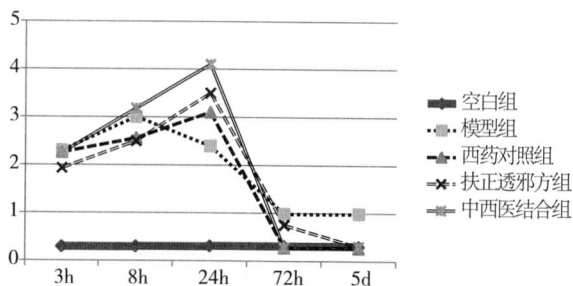

图 1　各组大鼠不同时间点 IL‑1β 的含量变化

另外，中药对于 T 淋巴细胞有增殖作用。图 2 显示了不同组的 T 淋巴细胞水平。模型组的 T 淋巴细胞水平非常高，西药组一下压下来了，而中药组、中西药结合组与正常组，是在一个平面上。这说明中药对于 T 淋巴细胞的作用是调节平衡，使人体处于平衡状态，"阴平阳秘，以平为期"，不至于出现 T 淋巴细胞大起大落的情况。

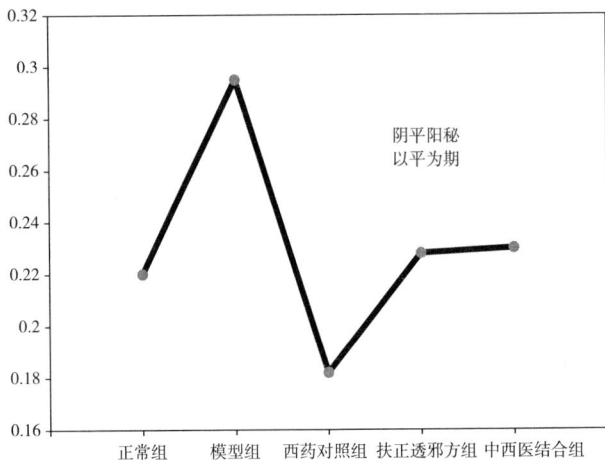

图2　各组大鼠 T 淋巴细胞水平

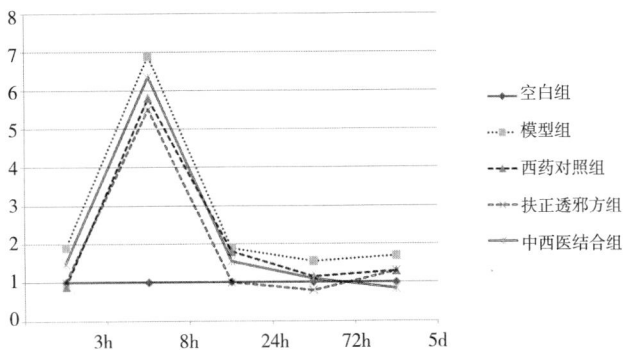

图3　T_1/T_2 水平

图 3 是 T_1/T_2，也可以看出中药组在 24 小时以后，跟西药组相比有显著差异。所以中药绝对是能够降低血清中

促炎因子的释放的；同时还能促进机体杀灭细菌的作用。

最后，中药对正气是有保护作用的，也即是使免疫处于平衡状态。

彩图 7 是电镜实验的图片，可以看到中药对肺组织的保护作用还是非常强的。

从体内试验来看，中药能够协同免疫，改善炎症，最终降低大鼠的死亡率。这里面可能的作用机制有三个。第一个是主动外派机制；第二个是 β 内酰胺酶；第三个是外膜通道蛋白的保护作用。通过我们的研究发现，中药确实有增加 β 内酰胺酶水解速率的作用，这使中药可以通过对 β 内酰胺酶的干预，降低细菌的耐药。另外对于外膜蛋白[1]的测定，结果显示含药血清对于绿脓杆菌的外膜蛋白有很好的保护作用，同时中药可以使外膜蛋白的 OmpF[2] 增加，而这个东西是能够增强人体免疫的。也就是说，中药不单单对于细菌有作用，对于细菌的一个蛋白抗原也可以增加表达，最后刺激人体，使人体的免疫应答增强。那么前面我们看到的中药对人体的免疫系统包括 T 淋巴细胞的作用，会不会也是通过这个途径来起作用的呢？我们还要进一步再做研究。

今年我们做了一个国家自然基金课题，探索中药在耐药菌的治疗中的作用机制。我们发现，不是一个

[1]

外膜蛋白广泛存在于原核生物细胞外膜和真核生物细胞器外膜中，是一类非常独特又非常重要的蛋白质，结构上都具有 β - 桶状结构，但不同的外膜蛋白的 β - 桶由不同偶数个 β - 折叠片组成，8 ~ 22 个不等。其功能是为外膜提供通透性，维持外膜结构稳定。

[2]

OmpF 是外膜蛋白之一，它形成的离子通道是细菌与外界进行物质交换的重要通道，分子量不超过 600Da 的水溶性物质可以通过该通道穿越外膜。OmpF 外膜蛋白与细菌的耐药性、抗酸性以及抗渗透压等生理活动密切相关。

单纯的药物，也不是一个单纯的蛋白，而是一个整体的中药的含药血清（老鼠吃完以后，通过消化吸收，进入血液里面，把血清拿出来），才有一个很好的效果。所以对于目前临床耐药菌出现频率非常高、死亡率非常高的情况，我们中医能不能做点事？过去也有人做了很多实验，发现中药对于病毒、细菌都不一定有明确的杀灭作用。那么对于耐药菌感染这个难题，中医去干什么呢？我们运用中医温病学的理论来思考一下，能不能找出一些新的思路？我在东直门医院的时候，查房过程中发现一个90多岁的病人，当时是泛耐药的细菌感染，每天中药治疗，因为是ICU的病人，每天都做细菌鉴定，慢慢地发现这细菌不耐药了，对抗生素敏感了，但是病人死了。我说病人死了，细菌也不耐药了，为什么？这也挺有意思的。那么究竟是中药对于这个细菌的作用？还是其他什么原因呢？后来我让一个学生把当时近一年的所有绿脓杆菌耐药的病例都找出来，分析我们当时给这些病人都开的什么中药，有没有作用？这些病人，中药对于细菌的特征确确实实有改变。回顾我们的治疗，总体上用的仍然是扶正透邪为主，这也反过来提示我们伏邪理论很可能是整个问题的核心。

我们的体外实验和体内实验研究用原药，或者熬成汁，或者提取出来去做实验，没有疗效。后来，我突然想起来，抗生素当年的研究，也是从血清药物学做起的，后来我们仿照最初研究抗生素的时候用的这种最原始的方法，用含药血清进行研究。但是大鼠需要灌药多少天，血清内药物含量才能最大呢？经过摸索可能在 5 天左右。得到的这个血清，才真正地能起到抑菌、杀菌、改变细菌特征的作用，同时，通过它与抗生素协同增效，改善炎症，调节免疫，最后降低了病死率。

在临床研究方面，我们近期做了一个 100 多例的病例回顾研究，根据研究结果来看，中药干预后，死亡率确实有降低。当然死亡率有一个分水岭，在重症 ICU 的病人中，APACHE2[1] 评分大于 20 分以上的都会死亡，不管用不用中药。对于 APACHE2 评分 20 分以下的这种病人，中药绝对是能够降低病死率的。为什么？我们先看看 APACHE2 评分大于 20 分以上的病人，他们病程长，入住 ICU 的时间也长，都是病情极重，相关科室已经无计可施了，才送到 ICU。这时病人的存活希望已经很小了。这就提示我们中医的治疗一定要早期干预、早期用药，不要等到病人的情况一败涂地，那时候用药也起不到什么好的作用了。即使能想办法把耐药菌的问题解决了，病人也不行了。正气不存在了，就算是邪气将要散去也没用了，邪去人亡。所以早期治疗是很重要的。

在这个机制探讨里面，我们现在可以得出的结论是含药血清能够降低 β 内酰胺酶的水解率，同时对于通道蛋白有保护作用，可能同时刺激细胞膜的外膜蛋白的表达。目前，还有一个蛋白没有鉴定出来是什

[1]

Acute Physiology and Chronic Health Evaluation（APACHE），中文译为急性生理与慢性健康评分。APACHE2 评分系统是一种易于使用，可用于多病种，所选参数在大多数医院均能获得的评分系统，由 APS、年龄及 CPS 三部分组成，用于评价疾病的严重程度。由 Knaus 等人于 1985 年提出，是 APACHE 的升级版本。

么。那个蛋白很可能对于人体的免疫有刺激作用，对于免疫调节的作用可能是更强。

这样来看中医的治疗，可以有很多思路，但是万变不离其宗，都要在中医的基本理论指导下用药。中医理论指导，说起来非常容易，在临床看病的过程中很容易被忘掉。中医目前似乎缺失了临床思维的指导权，一看病人舌苔黄了，就是清热解毒；一旦舌苔腻了，就是通阳化浊，对不对？不知道。因为你没有整体看。我们研究《伤寒论》也好，研究《温病条辨》也好，没有说单独看一个舌象的，一定要结合四诊，整体辨证，才能真正做到中医理论指导临床。我看一个病人，面色微黄，神疲乏力，一伸舌头，光绛无苔，你说这不是气虚阴伤吗？我说他是个气虚阳虚，不是阴精的问题。给补中益气汤合上理中丸，慢慢就好起来了，舌苔也长出来了。因此我们中医的临床思维强调一定要望闻问切，四诊合参。当年治疗手足口病，对于合并中枢神经系统感染的情况，我和王玉光主任讨论时，提了《金匮要略》里的一个方子，用来治疗手足口重症。什么方子呢？风引汤。风引汤在《金匮要略》里治疗热瘫痫，手足口重症的表现就是高热、瘫痪、抽搐、昏迷。我们用了一看，治疗作用还是很好的。这种抽风、抽搐跟肝阳上亢、风阳内闭不一样。所以，用中医理论指导临床是非常非常重要的。

在中医中药治疗细菌耐药这一块，我们目前还正在探索一种新的研究方向。中医在这些研究方面是空白，这几年，我们一直在进行新的探索。如果全部照搬抗生素的做法，也不能完全达到理想的效果。中医中药，对于一些疾病的防治，包括传染病，包括一些难治病，都有很好的效果。但是一定要把理论指导作为一个基本的前提，这样才能够对中医理论，包括咱们温病学的理论，有所提升和发展，找到一些新的方向和诠释。

热病神昏证治

姜良铎

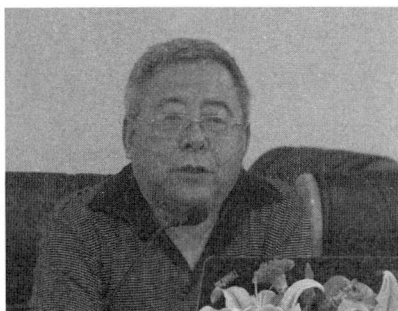

姜良铎，1948年生。北京中医药大学东直门医院主任医师、教授、博士生导师。教育部重点学科中医内科学学科带头人，国家中医药管理局重点学科呼吸热病学学科带头人，享受国务院政府特殊津贴。主持起草中国药物防治非典型肺炎技术方案。师从张学文、郭谦亨、董建华教授。在发热性疾病、肝病、老年病及内科疑难病症的诊疗方面具有丰富的诊疗经验且疗效突出，素以擅长解决疑难病症著称。

今天我要给大家谈的内容比较集中，就是热病神昏的证治。

——
概述

我先把热病这个大概念说一说，咱们中医把疾病分为内伤和外感这两大门，其中外感病学是以伤寒学和温病学为体系的。伤寒学和温病学可以说是临床学科和基础学科之间的一个过渡，到了中医内科，外感病就被称为热病了。内科的热病实际上包含了伤寒和温病这两门学科。董建华老师、杜怀棠老师、周平安老师和我这20多年来招收研究生都是考两门课——伤寒学和温病学，所以念我们的研究生比较难，要求成绩高而且要多考一科。我本人读的是温病学的硕士，原来在陕西中医学院急诊科工作。急诊科主要治两种疾病，一种是热病，也就是急性发热，一种是脑病。那时候我主要跟随国医大师张学文老师学习。1978 年全国首届硕士研究生招生，陕西中医学院也开始招，我就在那里读了温病学的硕士。之后到了北京，在董建华老师门下读了中医内科热病学的博士。当年董老师给我出的复试题是试述"温病三宝"的病机和临床运用的特点及其异同，其实也就是我今天要给大家讲的这个题目。不仅考证治，还要结合临床的运用，你们看这个题厉害不厉害！当年是董老师出题，孔光一老师改卷子。这道题我得了一个很高的分，为什么呢？因为我背会了相关原文，也掌握了"温病三宝"的处方组成。以后几十年，我当医生了，就一直都在想怎么样临床运用这几个药物。今天我给大家讲的重点是后者，也就是这些年来我一直在思考的"温病三宝"的临床运用。

对于热病神昏，首先要理解"神昏"两个字，神昏指的是神志障碍。一般来说，出现神志障碍一定会经历这么几个过程：早期烦躁，进而恍惚，紧接着昏睡不醒。神昏不是一个独立的疾病，但是在许多的外感热病中都可以见到。发热、神昏、斑疹、动风，是温病学里的四大症。察舌验齿，察是观察的察，验齿是看牙齿有没有流血，有没有干燥。斑疹白疒㾦，这里指的是热病里的斑疹，观察病人出的是斑是疹，有无白疒㾦？还有一个简易但重要的方法是审视咽喉。早年的温病学没有我说的这个方法，后来我讲课的时候，在察舌验齿、斑疹白疒㾦后面再加个审视咽喉，因为咽喉的望诊在热病学中具有极其重要的意义。大家要注意，查咽喉不是光看扁桃体大不大。当年上海的热病大家丁甘仁在看热病的过程中，重点注意两种疾病，一种是温热病，一种是喉科。虽然从理论上说神昏有寒热之分，但临床上寒证神昏所见甚少，我见到的单纯因为阴寒而引起昏迷的病例，要用参附等大热药的，有，但是很少。临床主要还是以热证，尤其是实热证神昏最为多见。

外感热病神昏的常见类型

大家都知道，热病神昏的常见类型是热闭心包和痰蒙心窍这两种。这里头还可以分出更细的类别。比如在热闭心包证里还包括一个很常见的热结肠腑，大便不通型。如《温病条辨》中最著名的"三方五证"[1]——牛黄承气汤、宣白承气汤、新加黄龙汤这一套，都在热闭心包范围内，其中最常见的类型是宣白承气汤证，这也是热闭心包的兼夹证。痰蒙心窍证中包括湿热酿痰，湿热蒙心型，和只有湿无热象的痰湿型。神昏在中医里也叫作窍闭，就是窍不通了。中医的窍闭有两种认识，一个是神志的朦胧或者昏迷，这个就是神识的窍不开；还有一个叫作清窍不开，是眼睛、耳朵、鼻子、咽喉等不利。这两者所指的截然

[1]

三方指安宫牛黄丸、紫雪丹、至宝丹。五证包括新加黄龙汤证、宣白承气汤证、导赤承气汤证、牛黄承气汤证、增液承气汤证。

不同，大家不要一听窍不开就以为一定是昏迷了。昏迷一定有窍不开，窍不开的不一定只是昏迷。开窍实际上包括两个方面，一方面是开清窍，也就是眼、耳、鼻、舌这样几个孔；再一个指的是神机——意识清楚么？傻子那样的就叫作不开窍。便秘、下利、小便不通、头胀疼、抽风、黄疸、腹痛、项强、呕吐都是神昏常见的兼证。

——

"温病三宝" 及苏合香丸的应用

下面我们再来看看"温病三宝"和苏合香丸，其实说"三宝"不如说"四宝"，因为苏合香丸也很常用。大家先看安宫牛黄丸的组成，牛黄、郁金、黄连、朱砂、山栀、雄黄、黄芩、犀角、冰片、麝香、珍珠、金箔。清热开窍，豁痰解毒，主治邪热内陷心包证，主要症状为高热烦躁，神昏谵语，口干舌燥，痰涎壅盛，舌红或绛，脉数；亦治中风昏迷，小儿惊厥，属邪热内闭者。紫雪丹的清热开窍，清热解毒作用与安宫牛黄丸是类似的，但紫雪丹还有息风止痉的作用，这就是它们的不同点。要注意紫雪丹中石膏、寒水石、滑石、磁石这些"石头药"的作用。大家都知道生石膏是清气分热的主药，剂量可以用到很大。寒水石和生石膏的区别在哪里呀——寒水石入血分的成分更多，偏于血热的用寒水石，偏于气分的用生石膏。滑石善于利下窍，通利二便，利尿利湿，下行作用更好。再看看至宝丹的组成，有玳瑁、琥珀、麝香、龙脑香、金箔、银箔、安息香，开窍的作用更强。所以这三宝，共同的作用是清热解毒，豁痰开窍，但是三者之间又有所不同。

"凉开三宝"及苏合香丸的功效及主治

药物	功效	主治
安宫牛黄丸	清热开窍，豁痰解毒	邪热内陷心包证
紫雪丹	清热开窍，息风止痉	热邪内陷心包，热盛动风证
至宝丹	清热开窍，化浊解毒	痰热内闭心包证
苏合香丸	芳香开窍，行气温中	寒闭证

大家从上面这个表可以看出它们之间的异同点，我就不细说了，教大家一个口诀："稀里糊涂牛黄丸，乒乒乓乓紫雪丹，不声不响至宝丹"。这是什么意思呢？烧得稀里糊涂的病人用安宫牛黄丸；"乒乒乓乓"，这是抽风了，用紫雪丹；"不声不响"，不言不语，完全没动静了，窍闭得更重，用至宝丹。这个口诀是区别"三宝"作用的简易记忆法，大家要把这三句话记住。

现在安宫牛黄丸的生产厂家大概就是北京的同仁堂、天津的达仁堂。紫雪丹现在也有一些厂家生产，最近我发现有一个厂家生产"解危紫雪丹"，剂型变成口服液，治疗小孩发烧，效果还不错，但是好像已经丧失了紫雪丹重点治疗热极生风的特征，因为里头镇痉的药不多。有好多人问过我，安宫牛黄丸上面的那个金箔是不是要抠掉啊？我说我们就是要用这个东西啊！有人说那个是重金属啊？这一点我们承认，但是我们治热病神昏就是要用这个金箔，关键是在剂量上、疗程上要注意。至宝丹也还在生产，但现在的剂型都把丹改成丸了。其实丸散膏丹是有区别的。所谓丹，要经过炼丹的程序，要让朱砂、硇砂这些东西升华，我以前还炼过，盖着盖儿，看着电炉子炼——红升丹[1]、白降丹[2]，很不容易。咱们中国古代的医生做外科手术，就是拿红升丹、白降丹的酒精溶液消毒，泡器械。汞离子的消毒作用至今没有任何一个东西能超过，唯一不足的地方就是使用剂量多了会吸收中毒，所以现在都不用了。古代中医都是在包里带着丹药做的消毒液和酒，器械用完就消毒。甚至于现在有些感染创面也可以拿这些丹药撒粉，或者用酒精溶液清洗。所以在古代汞和酒用的是非常普遍的，这就是中医当时的消毒。

接着说说这三个药的使用要领，"不声不响"与"糊里糊涂"差别在哪儿？"不声不响"昏迷程度更重，痰热更重，相应的，至宝丹的开窍作用是最大的。为什么要把苏合香丸和"三宝"合并在一起给大家讲呢？因为苏合香丸代表了两种类型，一种是痰更突出的情况，喉咙里头那个痰"呼噜呼噜"直响，脉是滑的，舌苔是厚腻的，这时用苏合香丸的效果就显著，大多都是用菖蒲郁金汤送服苏合香丸。

[1]

红升丹：主要成分汞、硝酸。拔毒，提脓，生新。用于溃疡疮口不敛，肉芽暗滞，腐肉不净。

[2]

白降丹：主要成分汞、硝酸、盐酸。祛腐排脓。用于阳证疮疡及瘰疬形成的瘘管、久不收口。

另外一个类型就是湿热重的。湿热和热闭、痰热的鉴别点是什么？一般认为苏合香丸适应证是痰湿、湿热酿痰。典型症状是时清时昧，有时候清醒，有时候糊涂，热度不高。而"凉开三宝"的适应证一定都是高热显著，几乎没有清醒的时候，这是个鉴别点。根据临床来看，脉象的鉴别意义不大，虽然说脉滑濡对于辨证痰湿有比较重大的意义，最重要的鉴别点在舌苔上，厚腻、黄腻、灰腻都是适用苏合香丸的。

临床也会遇到这种情况，苏合香丸用完以后又换成安宫牛黄丸。2012 年东直门医院急诊室从外地来了一位散发性脑炎的病人，请我去看。第一天体温 38℃，神志时清时昧，是典型的湿热蒙蔽，应予的处理就是菖蒲郁金汤或者藿朴夏苓汤，再加上苏合香丸。这类病人的病情如果是在古代就已经到了要灌药的程度，现在基本上是用鼻饲管。这个病人第一天早晚各服了两丸苏合香丸，还有一付汤药，一天吃两次。第二天体温 40℃，舌苔的湿热完全化开了。急诊室的医生说姜老师这个病人是不是越来越严重了？我告诉他这是湿热蒙蔽的热象在向外释放，不该理解为患者病情加重。然后我们就换用安宫牛黄丸了。这里重点要理解什么叫身热不扬，湿热蒙蔽的时候，热气散不出来，体温也不太高，但实际上病情是很重的，服用苏合香丸之后热气散出来了，第二天虽然体温升高了，但病人其实已经有了好转。之后病人就在急诊室观察，又打了一些血必净[1]，就痊愈出院了。

　　一般像安宫牛黄丸、紫雪丹、至宝丹之类的药物，都是治疗用药，不能认为是保健药！有人跟我说买了一箱片仔癀，隔两天就吃一点，用来保健。还有一个人问我说安宫牛黄丸有这么好的疗效，是不是买点隔两天吃一丸就可以保健呢？百分之百地糊涂！光这个概念糊涂就该吃安宫牛黄丸了。安宫牛黄丸是治疗用药，一定要具备热痰窍闭这个特征才能使用，否则有害而无益。

　　10年前凤凰卫视主播刘海若这个病例大家应该都知道，当时刘海若在英国失事以后，被当地医院判定为脑死亡，没有抢救价值，家属不想放弃，带海若回中国治疗，住在宣武医院，请我去会诊。我去看的时候，患者是一个热闭神昏的状态，元气极伤，所以用了扶正祛邪开窍的思路，汤剂的处方就是西洋参、人参、大黄之类，最后送服安宫牛黄丸，静脉点滴鱼腥草注射液。那个时候患者情况已经很不好，出现菌群失调，高热神昏，元气亏虚，神昏窍闭。她妈妈问我你看这个有救没救，我跟她妈妈说比我想象的要好一点，确实患者本人的情况比她会诊资料上写的要好一些。方案定了以后，由宣武医院中医科具体实施，用鼻饲管把药物打下去。第二次我去是一周后，中间他

[1]

血必净注射液：含红花、赤芍、川芎、丹参、当归等中药提取物，主要成分为红花黄色素A等。主治各种原因引起的全身炎性反应综合征，中医辨证为瘀毒互结证；因感染、创伤、烧伤等引起的多器官功能障碍综合征（瘀毒互结、邪毒内陷证）的器官功能受损期及衰竭早期。

们还打电话给我商量了一次用药情况，第二次我去看，发现一个很大的进步，就是叫她伸舌头看舌苔的时候，她能非常困难地把嘴移动一下，就动了一下。我说行了，有意识了，这个是大吉！患者就有可能清醒。又继续治疗了一周，患者神志清醒了。我第三次去的时候，她能吐出一个"谢"字，以后就逐渐好转。后来我还一直给海若看病，现在她基本上能恢复工作了。这个事当时的影响比较大，英国的保险公司要我写一个证明，写明是哪个医生经治的，我签字证明是在我们这里做的治疗，咱们解决了英国的医疗不能解决的问题。这件事在中医药界来说也是一件大事，因为我们通过这个病例确实证实了中医药起死回生的传奇色彩。这个病例传出去以后，大家都说安宫牛黄丸是好药，到处去买安宫牛黄丸。其实安宫牛黄丸在这个病例中也只是发挥了一部分作用，并非全部。在治疗过程中还有汤药、针灸、中药注射剂，再加上安宫牛黄丸，这是一个综合的过程。不是说把哪个灵丹妙药一吃就万事大吉了，医学哪有那么简单啊！

后来又有一个病人，网上看了这个消息来找我，来的时候问我是不是专门看这个病的。我说我不是专看这个，现在社会上都爱把大夫宣传成专看什么什么。比如我在外地碰见一个专看头疼的针灸大夫，我说你这个教授这么厉害，怎么光看个头疼呢？然后我才知道，他到东北跟一个人学过三个月针灸，就学了治头疼怎么扎针。果然是专家，太专家了，专到其他的都不知道！现在对专家这个概念的理解真是荒唐。

还有门诊的病人问："姜大夫，你能不能看个咳嗽？"我说："你问我这个话，问得我都有点不好跟你说了，反正说能看也有看不好的嘛，说不能看恐怕应该也是能行的。所以我不好回答，大概试一下还是可以的。"病人继续问："那你是专家？"我说："凑合专家。"专家也不是万能的，一说就是天下无敌，武功第一了？

有一个青州的小儿患者，是脑炎的患者，请我去看。我让他们把孩子的资料拿来。看完资料后，我也开了安宫牛黄丸，加一个清热凉血的方子。给这个孩子用鼻饲管喂进中药后，见效非常快，十几个小时以后神志就恢复了，最终完全清醒，但是落了一个后遗症——癫痫。这就是热病进程中最常见的高热病后遗留癫痫。大脑病变导致的继发性癫痫治疗起来非常困难，患者目前还在继续治疗，这个损伤很难恢复。

安宫牛黄丸、至宝丹、苏合香丸都要注意正确的使用方法。我现在讲安宫牛黄丸使用的具体操作程序。一般来说，六丸一个疗程，早晚各一丸，把安宫牛黄丸加水化开，然后通过鼻饲管把这个混悬液推进去。我要强调一点，所有昏迷病人吃中药的时候必须用水剂，不可以吃丸剂、粉剂，因为弄不好就呛到气管里面了。所有的药都要想办法搞成混悬液或者是溶液推进去。

在这里讲一个近几年我在临床上发现的判断预后的技巧。像这种神志昏迷的病人把安宫牛黄丸的混悬液打进去以后，用注射器从胃管里面再抽出来一点，放在另外一个试管里，

2～3 个小时以后再去抽一点，看抽出来的胃内容物与之前放在试管里的是否一样。如果抽出来的胃内容物和起初打进去的一样，说明病人胃气衰败，药物没有运化。对比 2 小时前后的胃内容物，有变化的才有生机，凡是 2 小时后胃内容物一点变化也没有的，没有一例能救过来。这个预后判断技巧我试验了多次，在临床上还是很有实用价值的。我经历过的最典型的病例，就是 307 医院艾辉胜教授收治的用放射性元素消毒蔬菜的山东兄弟俩。这两兄弟拿那个东西玩儿，照了一天，接受的辐射量超过了广岛原子弹爆炸的最高剂量，根据以往的经验这种病人活不过两周。这个病例在咱们国家是首次，只有日本的原子弹爆炸和苏俄的核电站泄漏有这种病例。我对这个病例印象很深刻。当时兄弟俩一个已经去世了，另外一个接到北京来。患者骨髓移植后从血象来看恢复得挺好，但是整个机能不行，我们就给他开中药，前两次吃了感觉还好，体温也下降了，神志一直没有昏迷，已经清醒过来了，但是过了两天他的情况急转直下，这是这个病非常显著的一个特点，就是假象。原来大家都以为辐射主要损伤造血系统，通过这个病例来看不仅仅是这样。记得我第三次还是第四次会诊的时候，307 医院的护士长跟我说："姜老师，这次抽出来的液体 2 小时、4 小时都没变，就是中药，可以确认中药依然在胃里面潴留。"我说："我们中医有句话，叫'保胃气，存津液'，这个人的胃气恐怕已经绝了，咱们大概是无能为力了。"这个患者在 307 医院治疗了大约 56 天，最终因为接受辐射剂量太大没有救过来，但是307医院院长说延长了这么多时间，已经是奇迹了，日本的最高纪录就是14天。这说明我们中西医技术在这个病上还是可以有些作为的。根据这个病例做了一份关于原子辐射病的中国首个病例记录，已经作为国家机密档案保存起来了。这个病例的价值就在于将来一旦爆发原子战争，这份资料可以拿出来使用。

下面接着给大家讲安宫牛黄丸的使用。早晚各一丸，连用三天，共六丸，用过以后，如果没有效，就要停止用药，不要做徒劳的开窍，徒劳的开窍会进一步损伤正气。下一个阶段的治疗，是照顾元气，调节脏腑，培本治本，等到条件具备了，可以再做一次促醒。绝不是把安宫牛黄丸拿来给病人吃，今天吃一丸，明天吃一丸，后天吃一丸，吃上十来天，不是这么个意思。有时候我去会诊，发现临床上有些大夫就这样用，早晚各一次，一次吃半丸，已经吃15天了。我说你这个用法完全不符合规矩，这样吃是不会奏效的。北医三院退休的老院长高烧昏迷，请我去他们ICU会诊，那边都是用西医常规治疗，我去了之后，用中药这套办法，包括安宫牛黄丸，第二天老院长清醒了，体温也降下来了。安宫牛黄丸起效一般比较快，如果奏不了效，暂时就不要继续用了，停药调养一下，因为开窍药都有耗伤正气的一面。如果没有安宫牛黄丸，我这几年也用天然牛黄、天然麝香。至于剂量，《药典》[1]上关于牛黄的剂量规定得太小，天然牛黄的剂量是每天大约1克比较符合临床，麝香可以每天0.2克或者0.4

[1]
《中华人民共和国药典》2010版。

克。牛黄和麝香放在调羹或小砵里面，放入清水，调成混悬液，昏迷的患者用注射器从胃管里打进去，以免刺激气管。不昏迷的患者可以冲服。牛黄、麝香用于开窍的话，一般也是用三天，能开窍则开，开不了则拉倒，继续治病，而不要强行开窍，可以过一段时间再试着开。

以前热病出现高热、神昏、痉厥是很常见的，但是在现代的医疗条件下，痉厥比较少了。因为西药早就把止痉剂给用上了，所以好多病人都不会出现抽风了。以前发烧抽风的小孩很多见，大人也多见，现代的医疗条件改变了传统中医的许多证候，我们要承认现代医疗的技术为急救医学创造了许多有利条件，但是也带来了许多麻烦。比如冰袋的使用，现在一发烧一高热，冰袋就上来了，结果把患者弄得发抖。有时候我对这些新技术也很无奈，我们认为过分使用寒凉的冰袋对高热患者是不合适的，有时判断体温也困难了，但是西医就这么用。

——

保持腑气通畅的重要性

下面我再说一说热病神昏证保持腑气通畅的重要性。一般来说，我们一定要重视神昏患者的排便情况。有人跟我说，昏迷期间他吃得很少，还有大便么？不要以为不吃东西就没大便，不吃也有，因为肠胃的消化腺还在分泌啊，这一点一定要清楚。过去考伤寒、温病的研究生常出的一道题，就是对"伤寒下不厌迟，温病下不厌早"这句话的理解，要点就是温病下郁热，伤寒是下燥屎。所以大家不要因为患者高热神昏就觉得不能用下法。热病患者保持腑气通畅，大便通畅，对于整个治疗都有良好效果；相反，肠道的糟粕只要排不出去，体温就下不去。所以不要怕泻。好多病人跟我说一拉就拉虚了，我说虚什么，不虚！拉了才对，拉了才能不虚，堵在里头更虚。极其宽广的舞台，古人辨下之前常常要想可下不可下，下之伤阴，现代医疗条件尤其是液体疗法为我们中医用通下法提供了良好的条件，不用担心伤阴，注意调整好内环境电解质的平衡就可以。过去我研究出血热，患者来了第一天先给一付大承气汤，拉出几泡臭屎，休克就轻了很多。说到现代医疗的作用，一个是泻下存阴，输液把这个问题解决了；再一个就是战汗，古代医生对热病中的"战汗"二字非常害怕，你看叶天士的原文讲战汗如何鉴别，就是看正气脱了还是没脱，因为战汗意味着气阴脱竭，而在现代的医疗条件，我们只要充分应用心电图和实验室检测，就可以收集充足的根据，确定他会不会虚脱而死。所以我在治疗热病过程中对于战汗的鉴别完全不费劲。当然，现代医疗的坏处我刚才也说了，不该输液的输液，退烧的时候过用寒凉，把病人变成湿热证、寒湿证了。

值得提一下的是，神昏病人中大便不通畅的常常是因为多少都有些肺部的感染，肺与大肠相表里。我们有一个"八五"攻关课题，就是运用肺与大肠相表里的理论来治疗下呼吸道感染，研究结果表明疗效是显著的，其中非常重要的治疗思路就是宣白承气汤证。白指肺，宣白就是宣肺，宣白承气汤在临床上现在用得也非常广泛。

神昏预后的判定

之前我给大家讲了，神昏预后的判定，抽胃内容物是一个办法，再一个就是看他的神志状况。一般来说，高烧的预后比完全不烧的要好一些。我也看到过许多神昏将脱的病人。二炮总医院有个骨髓移植后的病人，全身出汗，呼吸急促，但是血压、化验等西医检查这一套都正常，看不出问题在哪儿。他们请我过去会诊，问我觉得这个患者情况怎么样，我看了患者之后，说这在中医来说就是元气将脱，已经进入脱证阶段，如果马上用点人参、山萸能够固住，还有治疗的时间，否则彻底没戏。于是当天晚上连夜用了一付人参山萸汤。一般我们挽救危重患者都用独参汤，但是根据我的临床体会，现在独参汤已经不起作用了，所以我用的是双参汤、三参汤。何谓双参汤？30 克以上的西洋参，30 克以上的红参或生晒参，这两样儿放在一起顶过去人参一样儿的效力，这叫双参，再加上 30 克以上的山萸肉。这个二炮医院的病人我就是这么处理的，用的是二参。还有一个招儿是用移山参。大家要了解人参这个药，人参的成长周期是 3～6 年，种过人参的地方，人参收获了之后，这片地只能荒废，长不了任何庄稼。你看北美那边种过西洋参的地方都在那边空着，东北种参的地方也是这样，种完几年之后就荒废了。因为人参这种作用非常强的植物对地力使用得也非常厉害。移山参是怎么回事呢？平地上把苗育出来，移到山上杂交嫁接。移山参的价格是很贵的。培育人参是要想办法如何使其长得慢，而不是使其长得快。一年生的人参水肥都浇上长得像个大萝卜一样，种子是人参的，但是种出来没有药效。我到韩国参观时问是否可以参观贵国的人参栽培地？对方说很不方便。他怕咱们看到他们用什么招能使人参长得慢，长得慢才能有生物累积的药效，长得快的都成了萝卜了。我现在之所以把独参汤变成双参汤、三参汤，是因为只有这样用才能起到古代一个独参的药效。所谓三参，就是一个人参或者生晒参、一个西洋参、一个移山参。同时，西医的检查指标不代表患者病情的全部。大家要记住——指标只能代表病情的一个部分，而永远不能作为对病情的整体描述。因而对指标一定要结合症状以及其他情况予以全面深刻的理解。这个二炮的病人当天晚上吃了药以后，第二天早上汗水收了，但是在十来天之后，还是不行了，因为元气最终没能够固住，衰竭了。

典型病例

【病例一】

某男，78岁，慢性支气管炎30余年，慢阻肺10余年。咳嗽、喘息加重1周收入院。查体：BP：130/60mmHg，心率111次/分，律齐，无杂音，双肺呼吸音低，可闻及湿罗音，散在干鸣音。血常规：WBC10.9 × 10^9/L，NEUT% 82.3%，LYM% 11.2%，HGB129g/L，PLT183 × 10^9/L。血气分析：pH7.29，$PCO_2$68mmHg，$PO_2$50mmHg。入院诊断：慢阻肺肺部感染、Ⅱ型呼吸衰竭、慢性支气管炎。予常规吸氧、头孢三代抗炎、平喘、呼吸兴奋剂等治疗。入院第二天晚7点，患者出现喘憋不能平卧，咳嗽，痰黏不易咯出，伴烦躁不安，答非所问，撮空理线，口唇紫绀，舌暗苔黄厚腻，脉沉细数。考虑呼吸衰竭加重，因家属拒绝气管插管上呼吸机，在继续之前治疗方案基础上加安宫牛黄丸1丸，口服。服后咯出大量黄痰，一小时后喘憋减轻、烦躁减轻。第2天清晨予安宫牛黄丸1丸。之后两天继续服用安宫牛黄丸共6丸，神志逐渐转清。

按语：这个病例是一个COPD[1]的患者，喘憋不

[1]
慢性阻塞性肺疾病
（chronic obstructive pulmonary disease）

能卧，咳嗽，痰黏，看到这个病人大家应该想到他既有安宫牛黄丸的适应证，也有苏合香丸的适应证。我当时是希望安宫牛黄丸和苏合香丸一起用，结果没有找到苏合香丸，就只用了安宫牛黄丸，这样凑合着用了六丸，神志逐渐清楚。顺便说一下现在的清开灵、痰热清注射剂，都是安宫牛黄丸的变方，也都是比较好用的。

【病例二】

2010 年 9 月，一老年患者就诊于北京某医院急诊科。因患者高龄，体温持续 39℃以上多日，已下病危通知，家人延请会诊。诊见患者精神倦怠，时有躁扰不宁，无汗，四末不温，肌肤灼热，大便数日不行，舌红苔黄，脉象滑数。高热无汗，肤热便干，舌红苔黄，为热盛之象，四肢不温为热深厥深，拟用安宫牛黄丸以清热镇惊安神。考虑患者高龄体弱，可先试予半丸，药后见汗出热退则止，不效再予加量，以汗出热退为度。家人遵医嘱，予半丸，一小时后体温约下降1℃，伴少许汗出，到清晨时体温已降至 37.6℃。后以养阴生津，益气固本为法调理善后。

结语

我今天主要给大家讲了温病神昏证治的诊断、鉴别、治疗和一些具体的措施，尤其经典药物在现代如何使用。古方不能尽治今病，而在当今医疗条件下如何使用中医药是我们这一代中医人面临的大问题。因为你不能无视西医的存在，而且必须和它的优势合作。现在有些西医反感我们，认为我们是二把刀、伪郎中。但是西医里的大专家对中医的态度和那些对中医一知半解的人不一样。前阵子我遇到心血管专家胡大一的导师徐老爷子，老爷子80多岁了，吃中药感觉挺好，他跟我说："我还是很信中医，为什么呢？我这一辈子在医疗上发现有好多西医解决不了的问题，把中药用上后，结果还是不一样。"倒是一知半解的西医容易对中医说长道短，前一阵我还碰见一个人跟我说吃中药把病人吃成肾衰竭了，起个病名叫"中草药肾病"。我说你这叫什么话?，简直是胡闹！那你怎么不命名个"吃饭肾病"？马兜铃酸损伤肾功能你就说马兜铃酸，不要把这个账算在所有的中药头上。所以现在中医的工作比过去难做一些，但是不管如何难做，还是要依据现有条件努力去做。

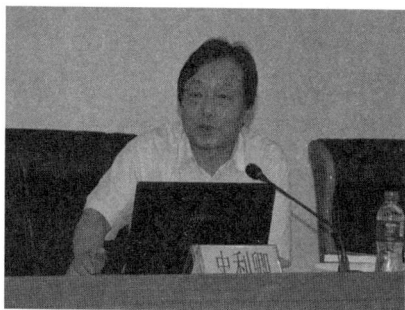

风温肺热病相关研究介绍

史利卿

史利卿，1965年生。北京中医药大学东方医院呼吸科主任，主任医师、教授、博士生导师。中华中医药学会肺系病分会常务委员，世界中医药学会联合会呼吸病专业委员会常务理事，北京中医药学会肺系病专业委员会副主任委员，中华中医内科学会热病专业委员会副主任委员兼秘书长。师从著名中医学家董建华院士，从事呼吸专业医教研工作二十多年，先后主持参加多项国家级课题。

首先，我想感谢谷晓红校长，我的师姐，给我们提供这个临床和温病基础理论相结合的交流平台，有一个可以进行交流的平台很重要。刚才的介绍里说我是东方医院呼吸科主任，我要强调一下我们这个科叫呼吸热病科。这个科在全国的西医院里肯定是没有的，在中医院里据我所知也是绝无仅有的。把"呼吸"和"热病"加在一块儿起名，就是为了体现我们特有的温病学、热病学的学术传承，这个学术传承既包括已经故世的董建华教授、杜怀棠教授，也包括刚才给大家做讲座的姜良铎教授的学术传承。就因为"热病"这两个字承载了我们的学术传承和发展，因此1999年命名的时候我们坚持把这两个字保留了下来。

　　今天下午我给大家做的报告是风温肺热病相关研究介绍。我不知道大家在看到这个名字"风温肺热病相关研究"之前有没有听说过"风温肺热病"这种说法，如果看到过的话，请举手示意一下。噢，我们这里大概10位左右听说过这个病名，看来我们宣传推广得还是很不够。下面我就分成四个部分具体谈谈，一个是病名，一个是诊疗方案，一个是研究介绍，最后跟大家分享一些体会与思考。

病名沿革

为什么首先要特别强调病名的问题呢？因为"风温肺热病"这个病名过去是没有的。它产生于 20 世纪 80 年代末 90 年代初，写入了 1994 年国家颁布的《中华人民共和国中医药行业标准》（ZY/T001.1～001.9－94）及 2010 年的《国家中医药管理局中医诊疗方案》中。虽然还是有很多人不知道，但是这个病名在北京中医药大学东方医院、东直门医院，80 年代初就开始用了。

风温肺热病病名的含义实际上是两部分，一个是结合了陈平伯与叶天士等对于风温的论述，"肺热"则取自于《内经》，在国家中医药管理局的诊疗方案中它对应的西医学疾病是肺部感染。这里需要给大家再说一句，西医学的肺部感染是什么概念呢？是不是等同于肺炎呢？不等同。西医学的肺部感染相当于下呼吸道感染。喉以下的叫下呼吸道感染，喉以上的叫上呼吸道感染。因此"风温肺热病"这个病名包括了急性气管、支气管炎、肺炎等。

从病名沿革来讲，"肺热"是在《素问·刺热》篇出现的。大家都知道《内经》是一本主要内容形成于先秦之前的著作，当然在汉朝也形成了部分内容。两千年前，《内经》就提出来了肺热病这个病名。临床表现很像现在西医所说的典型的大叶性肺炎。然后到了清代，叶天士把风温病的病位、病因、病机确定了下来，后来清代的陈平伯提出了风温病的提纲，说发热、咳嗽、烦渴是它的主症。

在这个基础上，在20世纪80年代后期，国家中医药管理局在全国成立了两个协作组，北方热病协作组和南方热病协作组，90年代两个协作组合并为一个协作组。成立协作组以后，以董建华教授、杜怀棠教授和后来的姜良铎教授为代表的专家们综合了风温和肺热这两个概念，而为了更加明确病因、病机、病位、病性，最后定了一个病名叫风温肺热病。这个病名跟我们温病学教材上的风温非常相似，但还是有一些区别，比如病位的明确。目前风温肺热病作为一个病名，还没有列入咱们国家的《中医内科学》教材里面。

咱们的《中医内科学》教材有50多个病，但还是有很大一部分没有包括。比如外感发热，第一是感冒，第二是咳嗽，然后是喘证、哮证，下呼吸道感染对应的中医病名没有明确提出来。因此我们私下经常讨论，下一次《中医内科学》教材修订的时候，这一大类疾病是不是可以考虑放进去。我想温病学在临床学科里面叫作外感热病学，也有一些像上海吴银根教授主编的《中医外感热病学》这样的专著，也有相关研究。从学术源流上讲，从《内经》到《伤寒》，到金元四大家，到温病学说的兴起，到后来传染病学说的提出，再到我刚才讲的热病专业委员会、热病协作组，都是一直在传承和研究外感热病这方面的内容。

—

诊疗方案

第二个点我给大家介绍的是国家中医药管理局以及行业标准中有关风温肺热病的诊疗方案、诊断的标准、疗效的标准判定，辨证论治等等，这里面也有我们东方医院呼吸热病科自己通过研究补充的一些内容。中医诊断标准和咱们温病学的教材上描述得可能不太一样，这是作为一个临床疾病的描述，比如起病急、传变快、病程短、四季发病，以冬春多见等等；临床症状可见发热、恶寒、咳嗽、头痛，就是全身症状和局部咯痰症状相结合；还有舌脉也作为临床表现写入这里面。从这些症状可以看出基本上涵盖了西医的急性下呼吸道感染，而一般不包括上呼吸道感染。这些体征包括肺部的感染或者是下呼吸道感染，可以听到啰音、叩诊可以听到浊音等等。在我们的临床诊断中后面这两项是只列在西医诊断的，中医诊断还是以上面为主。另外，肺部 X 线可有炎性改变，血常规白细胞总数或中性增多，这个是针对细菌的。下一个讲座是曹彬教授讲的 CAP 即社区获得性肺炎，他现在把这两方面套到了一块，讲的是以细菌感染为主，实际上这里面还应该包括病毒性下呼吸道感染，白血球可以不高或者是低的。这个西医诊断标准就是按中华医学会颁布的《社区获得性肺炎诊断及治疗指南》来的，比如说肺病出现咳嗽、咯痰、发热，包括X线等理化检查所见的肺部的炎症表现，这些都是西医的标准。在国家中医药管理局发布的诊疗方案中，把西医的和中医的内容列到了一块儿，以便于临床使用。

风温肺热病在咱们国家发布的行业标准中辨证分型分为四型，基本上涵盖了脏腑辨证和卫气营血辨证的内容。第一个是邪犯肺卫证[1]，以肺卫证为主的发热重、恶寒轻、咳嗽、口渴、头痛、鼻塞等，这个是比较轻的，一般是疾病初期的表现。第二个是痰热壅肺证[2]，表现为高热、咳嗽、痰比较多，这个时候我们一般认为它是炎症的急性期、极期，感染比较重。第三个是痰浊阻肺证[3]，以痰为主，伴有消化系统的症状。第四个证是正虚邪恋[4]，是感染好转以后，在恢复期出现的一些证候，这

[1]

邪犯肺卫证临床表现：发热重，恶寒轻，咳嗽痰白，口微渴，头痛，鼻塞，舌边尖红，苔薄白或微黄，脉浮数，亦可见脉弦滑。

[2]

痰热壅肺证临床表现：高热不退，咳嗽，咳痰黄稠或咳铁锈色痰，胸痛，呼吸气促，口渴烦躁，小便黄赤，伴见大便干燥或便秘，舌红苔黄，脉洪数或滑数。

[3]

痰浊阻肺证临床表现：咳嗽，咳声重浊，胸闷，咯白黏痰，伴有疲倦纳呆，腹胀，大便溏，舌淡红，苔白腻，脉滑。

[4]

正虚邪恋证临床表现：干咳少痰，口燥咽干，腹胀，神倦纳差，舌淡红苔白腻，脉细滑。

里面可以有阴虚、有气虚等等。后边的这些兼夹证是我们近七八年研究的一个重点。通过研究发现，一些老年人经常出现中焦湿热兼证。那么我们在辨证的基础上还要加用一些清热化湿的药物。这项研究也是结合温病学中的湿热病开展的，湿热病的有关理论在临床得到了很好的验证。治疗原则对于邪犯肺卫证主要是宣肺透表、清热解毒，方用银翘散合麻杏石甘汤。两千年前的一个方子再加上几百年前的一个方子，一个是汉朝的，一个是清朝的，两个方子合在一块儿进行加减。咱们温病学教材上的方子里很少用麻黄，宁可用豆豉、荆芥，也不用麻黄，实际在临床上对麻黄的应用还是很常见的。如果用中成药的话就是目前临床上常用的连翘解毒丸、连花清瘟胶囊、板蓝根颗粒等。痰热壅肺证主要是清肺化痰、止咳平喘，方用麻杏石甘汤合千金苇茎汤加减。中成药也是目前比较常用的鲜竹沥、清开灵等等。痰浊阻肺证的临床表现就是以痰多为主，所以是燥湿化痰，宣肺止咳为主，用二陈汤合三子养亲汤加减，这两个一个是局方，一个是《韩氏医通》中的三子养亲汤。中成药目前用得比较多的是祛痰药，包括常见的祛痰止咳冲剂、橘红丸等。正虚邪恋证比较复杂，在外感热病里面常见的是伤阴证、气阴两伤证，我们在宣肺化痰的基础上经常加用生脉散、沙参麦门冬汤等这些益气养阴、生津护阴的方。有兼夹证的，在我们科的诊疗指南里是用三仁汤加减。有些情况下可以直接把三仁汤作为治疗湿热的主方用。因为在临床上不可能单独用一个中药，一个西药，我们在复合用的时候经常把它作为一个重点。其他的疗法包括灌肠、放血疗法、中医足浴、饮食疗法等等。以上就是给大家简要介绍咱们国家的一些诊疗常规。

研究介绍

下面我给大家介绍一下风温肺热病的研究进展，主要是我们团队这些年来的研究内容，再结合其他一些相关研究。我们对于风温肺热病的研究，主要开展两大块：一个是病毒性呼吸道感染的中医药研究；一个是老年肺部感染的证候学研究。

1. 病毒性呼吸道感染的中医药研究

有关病毒性呼吸道感染的中医药治疗，1990 年我们就老年人风温肺热病提出了呼吸系统病毒感染的研究；1994 年开展了"八五"攻关课题——中医药治疗病毒性下呼吸道感染的研究，后来紧接着做了一些首都发展基金的课题，后来还有一个国家自然基金的课题。为什么要做有关呼吸道病毒的研究呢？大家都知道，呼吸道病毒感染是非常常见的。我给研究生讲课，讲两节，一个是感冒，一个是咳嗽。几乎没有任何一个人没得过这两种病的，而感冒 90% ~ 95% 是病毒感染。根据之前的统计数据，成人急性上呼吸道感染的发生率是 2~7 次/年，小孩的发病率比这个可能还要多，而急性上呼吸道感染里 90% 是呼吸道病毒感染。自 2003 年 SARS[1] 爆发以后，大家陆陆续续听说了一些之前没怎么听说的病毒，包括 H7N9、H1N1、H5N1[2] 等。2003 年我在 SARS 前线工作了三个月，当时全北京市只有 3000 多个呼吸科大夫，统统上前线。1991 年我上硕士，做病毒研究的时候，全国，很少有人关注这个病，1993 年我上博士的时候，也没什么人关注这个病。2003 年非典以后，大家开始高度关注呼吸道病毒病，关于呼吸道病毒的观察开始有大量的研究。还有一个问题，就是细菌感染、支原体感染、衣原体感染、真菌感染，目前都有对应的西药，唯独对于病毒的治疗，西药的局限性很大，后面我会给大家讲。

从西医的机理上讲，呼吸道病毒感染跟细菌感染不大一样，它有两个致病机理：一个是直接损伤。呼吸道病毒，比如流感病毒、副流感病毒、腺病毒、合胞病毒、鼻病毒、冠状病毒等都有一个共同的特点，一般都是活细胞寄生，另外还有严格的组织选择性。比如说流感病毒，它一般不入血，就在呼吸道黏膜上皮细胞增殖，这样产生的病变就是呼吸道黏膜细胞的直接损伤。大家知道感冒以后有 80% 以上的人会咳

[1]

重症急性呼吸综合征（SARS）为一种由 SARS 冠状病毒（SARS－CoV）引起的急性呼吸道传染病，世界卫生组织（WHO）将其命名为重症急性呼吸综合征。本病为呼吸道传染性疾病，主要传播方式为近距离飞沫传播或接触患者的呼吸道分泌物。

[2]

"H"指的是血球凝集素（Hemagglutinin）、"N"指的是神经氨酸酶（Neuraminidase），两者都是病毒上抗原的名称。例如 H1N1 是指具有"血球凝集素（Hemagglutinin）第 1 型、神经氨酸酶（Neuraminidase）第 1 型"的病毒。

IL-1 又称淋巴细胞刺激因子，主要的生物学功能是局部低浓度——免疫调节，协同刺激 APC 和 T 细胞活化，促进 B 细胞增殖和分泌抗体；大量产生——内分泌效应，诱导肝脏急性期蛋白合成，引起发热和恶病质。

[2]

IL-6 的主要功能是刺激活化 B 细胞增殖，分泌抗体；刺激 T 细胞增殖及 CTL 活化；刺激肝细胞合成急性期蛋白，参与炎症反应；促进血细胞发育。

[3]

TNF-α 是一种单核因子，主要由单核细胞和巨噬细胞产生，LPS 是其较强的刺激剂。主要功能：①杀伤或抑制肿瘤细胞。②提高中性粒细胞的吞噬能力，增加过氧化物阴离子产生，增强 ADCC 功能，刺激细胞脱颗粒和分泌髓过氧化物酶。③抗感染。④作为一种内源性热原质，引起发热，并诱导肝细胞急性期蛋白的合成。⑤促进髓样白血病细胞向巨噬细胞分化。⑥促进细胞增殖和分化。

嗽，而 80% 的咳嗽 3 周之后就会自愈。这是为什么？就是以为呼吸道黏膜上皮细胞的修复过程一般是 3 周，细胞长好了，嗓子就不痒了人也不咳嗽了。因此直接损伤是病毒致病非常重要的一个机理。第二个机理则是我们这么多年以来重点关注的，病毒感染人体以后，人体与病毒相互作用产生的免疫损伤。我们在 1995 年发表的论文里提到了这个观点，当时没人关注。后来陆陆续续发现很多呼吸道病毒感染和免疫损伤有很大关系，后面我会介绍有关这些的新认识。所谓的新认识就是除去呼吸道直接损伤以外，病毒对免疫的影响造成的损伤。

近年来有关感染后免疫损伤的报道很多，我给大家举几个比较经典的实验。第一个是腺病毒感染模型，这个目前国内已经没有了，因为模型小鼠需要乳鼠，咱们国内基本不养。美国的研究发现，把腺病毒给小鼠滴鼻以后，造成典型的腺病毒肺炎，但是在小鼠肺里、血液里，怎么也找不到腺病毒颗粒，就是说这个肺炎可以脱离病毒而存在。后来在小鼠的肺和血浆里面检测出高浓度的 IL-1[1]、IL-6[2] 和 TNF-α[3]，由此他们推测免疫损伤可能是腺病毒致病最主要的机理。下面这个实验是鼠肺适应株，是我们团队继"八五"攻关课题之后在 1994 年~1996 年做的。病毒感染小鼠以后，发现炎症损伤存在，同时也发现很多炎症因子产生，其中最主要的就是 TNF-α，中药可以对它产生影响。大家都知道 TNF-α 是致热源，单独用 TNF-α 给动物注射可以造成典型的发热模型，它在肿瘤病人身上可导致很多病人产生肿瘤热。因此我们推测急性呼吸道病毒感染的很多症状是由于炎症因子的大量释放引起的。下面这个实验是我的一个师兄做的，也有其他人做了这个实验。流感病毒上面有两个物质，一个是神经氨酸酶，一个是血凝素。他把其中这个神经氨酸酶拿下来，直接对巨噬细胞进行刺激，也能产生大量的炎性因子。所以说免疫细胞和感染的上皮细胞是病毒感染的炎性因子的来源。就说这个病毒颗粒，它的好多部位都可以刺激人体产生感冒症状，也就是流感症状。炎性因子的作用大家都知道，我简单得说一下就行了。炎性因子能直接趋化白细胞的聚集，扩张血管，然后就产生典型的炎性表现和上呼吸道感染的表现。这个研究就是说病毒刺激以后，炎性因子出现过量的释放。大家都知道肿瘤坏死因子包括白介素1、白介素2实际上都有抗病毒的作用，但是这些因子一旦过量释放以后，就会产生炎性损伤。另外还有些抗炎因子，这些我们都做过实验研究，用中药以后能够影响的主要是肿瘤坏死因子α和白细胞介素6。我在 90 年代发表过文章《宣肺解毒颗粒对流感病毒肺炎小鼠血浆中细胞因子水平的影响》，宣肺解毒颗粒是宣白承气汤加味组成的方子，它用在动物体内是有效的。在做动物试验以前，我们还做

[1]

全身炎症反应综合征
（SIRS）是因感染或非感
染病因作用于机体而引
起的机体失控的自我持
续放大和自我破坏的全
身性炎症反应。它是机
体修复和生存而出现过
度应激反应的一种临床
过程。

[2]

轮 状 病 毒 （ Rotavirus,
RV）是一种双链核糖核
酸病毒，属于呼肠孤病
毒科。由粪口途径传播，
感染与小肠连结的肠黏
膜细胞（enterocyte）并
产生肠毒素（enterotox-
in），引起肠胃炎，导致
严重的腹泻，有时候甚
至可因脱水而导致死亡

过一些临床研究。比如全身炎症反应综合征[1]，这是 90 年代美国人提出来的观念，认为全身炎症反应不仅仅是细菌感染、创伤、病毒感染等，因为即使这些因素完全去除了，有些炎症还可能持续存在，甚至持续恶化导致死亡。炎症反应综合征主要是多种炎性介质的过度释放引起的。另外我们通过研究发现，在急性病毒性呼吸道感染的病人血清里，白介素和肿瘤坏死因子明显增高，中药治疗后可以降下来。

非典时期我在一线，那时我已经是呼吸科主任了。当时在北京突然发现这种不明原因的肺炎，大家不知道是什么问题，都非常恐惧。我同时又是中华医学会医学病毒学分会委员，当时全国病毒学分会的主任委员，是病毒学家，也是非常出名的一个院士，他在全世界第一次发现肠上轮状病毒[2]，这种病毒只有中国人有，其他国家没有。他是搞电镜的，说这是衣原体。当时钟南山教授，他过去是研究哮喘、研究呼吸病的，在广州拍案而起说："绝不可能，如果是支原体，我们用红霉素类、喹诺酮类的东西，早就能治疗这个病了，但临床不支持。"两个院士就要打起来了，最后很快证实是冠状病毒，不是衣原体。当时在还不知道是病毒的情况下，钟南山院士为中国医学界，也可以说是为中华民族做了一件好事——上激素。当时激素的用量非常可怕，400mg、500mg，曾经

1000mg 的甲基强的松龙，救了不少人，但也有一些副作用。现在在中日医院、东方医院都有一些非典后遗症患者，比如股骨头坏死的。但是确实上激素以后，"白肺"[1] 明显地改善。"白肺"是非常可怕的，肺全白了，病人就憋死了。病人在这个时候用呼吸机是无效的，因为它是间质性肺炎，给氧它进不去，激素治疗起了很大的作用。激素实际上是什么？激素是目前全世界发现的所有药里面最强大的免疫抑制剂。当时人类没有见过变异的冠状病毒，它的免疫炎性是非常强的，因此产生了激烈的抗原－抗体反应。这种激烈的免疫反应，造成巨大的损伤。这个时候就要用激素来压制。后来大家讨论，是不是好多病毒感染都是免疫过激引起的免疫损伤？在非典的时候，国家花了好多钱做相关的研究，非典没有了，这个课题也就放下了，因此目前这个机理还不是很清楚。现在中东沙特有一种冠状病毒，因为国内还没发现，咱们没法做。讲这些总体想给大家的提示就是病毒感染过程中，免疫损伤是非常重要的一个致病机理。除了这些细胞因子以外，像 T 细胞亚群也参与疾病的过程。

我们讨论呼吸道病毒的中西药治疗，实际上就三个切入点：一个是针对病毒病原的治疗，也就是我们通常说的抗病毒，过去咱们中药、西药始终在探讨的一个点就是如何抗病毒。第二个是我们在 20 世纪 90

[1]

白肺一般是指重症肺炎在 X 光检查下，肺部显影呈一大片的白色状。白肺形成通常预示着肺部有 90% 已被炎症侵润。

年代提出来的免疫调节，大家注意我这里说的不是免疫增强。很多中成药经常提的一个功效就是增强机体的免疫力，而实际上在急性呼吸道病毒感染的过程中是不需要增强免疫的，提高免疫力会出事，引起的免疫损害会更大。这和我们温病学讲的在急性热病早期缓补、忌补是一个道理。第三个切入点就是针对临床症状的对症治疗。目前西药治疗先要区别治疗的是呼吸道病毒还是呼吸道病毒病，西医的抗病毒药物，主要是几大类：核苷类，比如利巴韦林，在城乡接合部的小诊所是很常用，但病毒学分会一般不推荐用这类抗病毒药物；三环胺类的金刚烷胺；神经氨酸酶抑制剂，比如目前非常火的达菲。对症治疗主要就是解热镇痛、抗过敏等等。

下面是医学病毒学分会的奠基人黄祯祥教授在 1950 年说的非常著名的一段话。"从治疗学角度来看，病毒在细胞内增殖，药物在体液中不能发挥作用，必须进入细胞内才能有效；另外必须在病毒体内初期阶段使用才能有治疗作用，因此，抗病毒药物的临床效果有限。对症治疗则存在发热等临床症状反复、病程迁延、有一定副作用等不足。"他要求病毒在体内初期就要用药，发病 48h 之内要用药，因为病毒是严格的活细胞寄生，因此药物必须进去才能发挥作用，并且强调抗病毒药物必须在早期使用，但没解释为什么后面用效果就差一些，我考虑可能和病毒感染机体以后机体的免疫损伤有关，这些抗病毒药物可能对这些过程的干预作用比较小。

然后来看咱们中医，《内经》的方子不是很多，《伤寒论》

113 方，有好多实际上就是治呼吸道病毒感染的。中医药的发展从历史上来看集中在外感热病的有一大块，各大医家基本上都有所论述。《伤寒论》《温病条辨》，中间还有好多，像金元四大家，历代积累了大量的经验，从张仲景的麻黄汤、麻杏石甘汤、桂枝汤，到金元四大家里面非常出名的刘河间的防风通圣散、双解散，都是治呼吸道的，到后来张元素的九味羌活汤，也是治感冒的，到后来 1758 年出生的吴鞠通的银翘散，从辛温到辛温加凉药，到辛凉解表，这整个是一个脉络下来的。因此有大量的方药可以供咱们来借鉴和应用，包括麻黄汤、麻杏石甘汤、银翘散，目前我们都在广泛的应用。第二个是中医有关呼吸道病毒感染的认识。我们一般认为它是属于外感热病的范畴。呼吸道病毒，我们过去基本上考虑是风寒病邪，但是我在 2006 年 ~ 2007 年做过一个研究，就是在我的发热门诊调查病例，最后发现风热的病例占到 2/3，风寒的病例反而不到 27%。这个时候我就有点疑惑呼吸道病毒是属风寒还是风热。风寒和风热的表现主要是机体的反应不一样，我相信从东汉张仲景到清代吴鞠通，到咱们现在的流感病毒流行，变异不是很大。如果病毒是固定的，那人体表现出的风寒风热，就可能只是机体对病毒的反应。这一点咱们存疑，暂时不讨论。我做博士研究的时候，收集了历代治疗风温肺热病的主要方剂。宣肺解表法以麻杏石甘汤为代表。清热解毒法的方非常多。非常有意思的是活血化瘀法，活血化瘀法的研究主要集中在友谊医院，友谊医院从 20 世纪 50 年代开始研究小儿腺病毒肺炎，闫天宇教授用了大量的活血化瘀药治疗小儿腺病毒肺炎。还有就是扶正祛邪法，扶正祛邪法研究得最多的是玉屏风散。在宣肺解表法里面，又分为辛温、辛凉、表里双解，我就不细说了。后来还有一些中药的复方，包括下面要讲的双黄连粉针剂、鱼腥草注射液、丹红注射液、清开灵注射液，这些都是报道过有抗病毒作用的。

但是我看完文献资料后比较失望，因为文献中所有的有抗病毒作用的药物，记录的都是体外实验的数据。体外实验就是把这些病毒养在狗的细胞上，加中药和不加中药的分组来对比。这样的实验在抗病毒的实验研究里算低级实验，结果很不可信。从病毒学角度讲，我是不太承认这些结果的。但是在临床上，这些年这几个中药注射剂确实效果还不错，但遗憾的是有一些副作用。比如鱼腥草注射液，过去用得非常广泛，现在被"枪毙"了，为什么呢？除了有很多副作用外，一个鱼腥草注射液竟然有几十个厂家在生产，有拿鱼腥草鲜草做的，有把鱼腥草晒干了做的，有的用发霉的鱼腥草做。这个药现在基本上不用了。

有关呼吸道病毒感染的研究，有这么几大问题。一个是大量的研究集中在儿科，尤其在2003年非典以前，几乎没有成人研究的报告，都是儿科在研究。我在学病毒学的时候，曾经在友谊医院儿科的病毒实验室进修了半个月，因为在咱们国家做这个研究的就这么几个地方，一个是友谊医院儿科，一个是儿研所。他们一般不做临床的内容，只做病毒本身和流行病学的调查。成人的呼吸道病毒感染很少有人研究，2003 年非典以后断断续续有人在做。第二个就是基础研究和临床研究严重脱节。呼吸道病毒中的流感病毒、副流感病毒、腺病毒，还有病毒颗粒，有好多机构在研究。研究什么呢？研究病毒结构，病毒结构非常简单，一个双链的 DNA 链或者 RNA 链，有的有包囊，有的没包囊。研究完结构然后研究它的流行病学情况和变异情况。可是临床研究没人做。一旦病毒感染到人身上，谁管？过去是呼吸科大夫管，病人说我感冒了，大夫开点药，病人走了，具体的发病机理、生存情况等等没人管过。因为呼吸科大夫没有能力去研究这些。现在呢？归发热门诊管，呼吸科大夫不管了。所以说基础研究和临床研究严重脱节。第三个就是有关实验研究里面非常重视的抗病毒。咱们国家从 1972 年周恩来总理号召"防三病"[1]时就研究抗病毒，"上山下乡"期间全都在做，中医和西医机构都去找中草药。目前用的很多中药注射液，就是那会儿做出来的，比如莪术油注射液、鱼腥草注射液。我认识的一个药房的老师，他们那时候居然自己提炼中药材，然后输到自己的身体里面，观察疗效。现在国家是绝对不会允许这种实验的，也没人敢做这种实验。因此，每次讨论取消中药注射液的时候，我们就呼吁说这是我们的老前辈们用生命换来的。但是这里

[1]

主要指老年人最要防的三种疾病：肺部感染、心脑血管疾病、骨折。

面有个思路的偏差，就是大家都只想着抗病毒，而不是去想如何治疗一个病。第四个就是我刚才讲的，都说中药增强机体免疫，但机体免疫不是总需要增强的，有时候要增强，有时候要降低，总的来说就是要调节，要平衡。尤其是病毒性感染疾病，包括肠道病毒、弧长病毒、呼吸道病毒，很多传染病在治疗中都是不能增强免疫的。那么中药的作用体现在什么地方呢？我觉得抗病毒的作用是极其有限的。目前我们所有的研究内容，从细胞实验、抗病毒动物实验都说明了这一点。比如流感病毒，只存在于呼吸道黏膜上皮细胞里面，它和细菌感染完全不一样，细菌感染是在细胞外面，在体液里面。如果中药想把病毒杀了，就得是病人吃上一剂中药，中药在肠胃吸收后再通过组织代谢、血液循环，把这些药物送到呼吸道黏膜上皮，到了上皮以后，药物还要钻到上皮细胞里面去把病毒杀了。在这个实验中，不能证实中药吃进去就到了那个上皮细胞里面。咱们细胞实验用的那个微量剂，是不可能的，就算是吃几桶药，也可能进去以后只是增加了浓度。但是中药在临床上确实是非常有效的，比如说银翘散加上麻杏石甘汤，吃完了以后，经常能看到病人出一身汗，然后就好了，这就是外感热病说的"汗出而散"。有的时候我甚至想过能不能把病人出的汗液收集一下，看它里面是不是有炎性因子？当然这个技术目前还不容易达到，但这个机理其实也是免疫调节。从整体的动物实验来讲，目前我做的实验中，比如小鼠的典型肺炎，很少有中药的抗病毒作用能比得过任何一种普通的西药对照药。从这一点来看，哪个中药能比过普通的西药核苷？非常难，几乎看不到。但是中药在临床上是有效的，我们就要探讨一下过去研究的思维模式对不对？从西医的角度讲这些西药的抗病毒作用是确切的。但是我们中药是不是还要以这个为靶点来研究，值得探讨。我们是不是应该从抗病毒作用、免疫调节、对症治疗这三个方面来考虑将来临床研究的思路。

2. 老年肺部感染的证候学研究

下面我讲讲老年的肺部感染，也就是前面提到过的老年风温肺热病，它有它自身的特点。我谈些体会和研究进展，看看中医中药是怎么在老年肺部感染这个领域发挥作用的。大家都知道老年人普遍有基础疾病多、免疫功能低下、耐药的问题。很多老年人肺部感染的临床表现不那么典型。老年的肺炎可以不发烧，可以不咳嗽，可以没有什么呼吸系统症状，有的时候唯一的症状是心律失常，或者是不爱吃饭了，或者精神疲倦了，一检查，发现是肺炎，而且还是比较重的肺炎，死亡率也比较高。近几年我们的一些研究，就是关于老年肺部感染的兼证中湿热证的问题、阴伤证的问题、血瘀证的问题、痰热证的问题，这里给大家简单地介绍一下。

第一个就是我们发现在老年肺部感染初期出现中焦湿热兼证的非常多，将近90%。表现为口苦、口黏、不欲饮食、纳差、舌质红苔腻。这些症状基本不包括在西医学的症状学系统里，而中医讲见到苔黄腻就基本上可以认为是湿热兼证。陈平伯认为风温肺热病是肺胃同病，在《时病论》里有六个字是雷丰非常非常推崇的，叫"畅其肺，清其胃"。大家听说过这六个字没有？通畅他的肺，清理他的胃，雷少逸在200年前就提出来了。我们要讲究肺胃同治，上焦与中焦同治。第二个研究是有关老年肺部感染的血瘀证。80%的老年人可以出现血瘀的情况，提示我们在肺部感染的治疗上要加入一些活血化瘀药物。西医比较推荐在老年人COPD的治疗中使用肝素，这个类似于中医的活血化瘀。第三个是有关痰热证跟湿热蕴肺的问题，痰的问题我在这里就不细讲了。第四个是特别要提一下的阴伤的问题。在温病学、热病学里面，阴伤证是比较多见的。刚才姜良铎老师也讲了，他说输上液就不用考虑阴伤的问题了。姜老师是我们大师兄，我没有特别跟他探讨过这个问题，但我的观念是输上液可以不伤津，但是伤阴还是比较多的。尽管你输了足量的液体进去，舌红无苔出现的还是非常多。因此我们从热病一开始，就要考虑到养阴、护阴的问题，包括沙参麦冬汤，还有芦根、葛根的使用等等。另外就是整个的病程都可以看到阴伤证，而且随着病程增加，15天以上的40%出现阴伤证，这就提示我们要注意了。老年风温肺热病的中焦湿热兼证及阴伤的问题、血瘀的问题，也是我们很重要的一个研究方向。

结语

谈到体会与思考，我想简单谈三个方面的内容。一个就是"风温"与"风温肺热病"。我们把"风温肺热病"定为一个病名，病位更加确定了，也可以和西医的疾病相对应了，同时也便于临床的一些研究。因此我们考虑将来把这个病列到《中医内科学》里面。第二个就是提出"风温肺热病"这个概念的临床意义，这个和上面是对应的。也请在座的温病学专家、老师们帮我们考虑考虑风温肺热病的临床意义。为什么谷校长做这么一个把临床和基础相结合的论坛呢？因为咱们在教科书上讲的风温、春温、冬温、湿温等，如果不经过临床课这个桥梁，在实践上就不大好用。在临床上看病首先要诊断明确，但是风温肺热病如果单独诊断为风温的话，可能会有一些不符合的地方。第三个就是中医治疗风温肺热病的优势，也就是怎么把老祖宗给我们留下来的理法方药应用于现代临床。有机会的话我愿意和各位同道在这方面进行更多深入的探讨，看看基础温病和临床热病、内科怎么更好地结合。我也欢迎大家到我们东方医院呼吸热病科去讲课，去给我们传经授道，谢谢大家。

社区获得性肺炎（CAP）诊治热点分析

曹彬

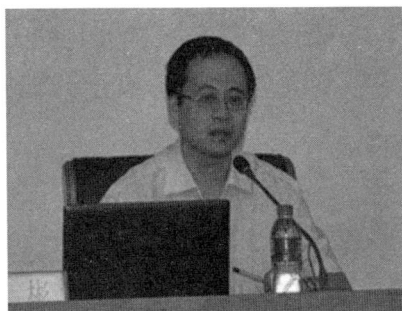

曹彬，1972年生。北京朝阳医院感染和临床微生物科主任，主任医师、教授、硕士生导师。擅长各种呼吸系统感染性疾病的诊治，为卫生部临床救治专家组成员，多次参加人感染高致病性禽流感和甲型H1N1流感救治。师从著名呼吸病专家朱元珏教授。先后主持多项国家级课题，在国内外核心期刊发表与感染相关的论文70余篇。

刚才听了史教授的报告，我很受启发。实际上我的研究范围，也是集中在"呼吸温病"这一块。我发表的论文几乎都是关于呼吸道感染的，这是我的研究背景。今天我从一个西医的角度，介绍一下社区获得性肺炎。

社区获得性肺炎的概念

社区获得性肺炎（CAP）和医院获得性肺炎是两个相对立的概念。社区获得性肺炎指的是在院外发生的，有肺部感染症状的，并且在诊断的时候必须有胸部影像学表现的肺炎。社区获得性肺炎的发病率是比较高的，在中国没有确切的统计数据，从美国的数据来看，社区获得性肺炎在所有的感染性疾病里面死亡原因排名第一。我们用的诊断标准是中华医学会呼吸分会的诊断标准[1]，

[1]

诊断标准：①新出现的咳嗽、咳痰，或原有呼吸道疾病症状加重，并出现脓性痰；②伴或不伴胸痛；③发热；④肺实变体征和（或）湿性罗音；⑤ WBC > 10 × 10^9/L 或 < 4 × 10^9/L，伴或不伴核左移。胸部X线检查显示片状、斑片状浸润性阴影或间质性改变，伴或不伴胸腔积液。以上 1～4 项中任何一项加第 5 项，并除外肺结核、肺部肿瘤、非感染性肺间质性疾病、肺水肿、肺不张、肺栓塞、肺嗜酸性粒细胞浸润症、肺血管炎等。

包括呼吸道症状如咳嗽、咯痰，全身症状如发热，肺部体征，白细胞，还有胸部影像学。然后还要和一些非感染性的疾病，比如肺癌、肺栓塞、肺水肿、风湿病的肺部表现，还有特殊的病原菌引起的肺部感染如肺结核之类的，相鉴别。

社区获得性肺炎的诊断

CAP 的诊断我们从下面几个角度来考虑。第一个，要考虑它是不是 CAP。我们通过刚才给大家介绍的一些症状、体征、实验室检查、影像学来进行诊断。第二个，要对它的病变部位做一个判断，是单肺还是双肺？是上肺还是下肺？第三个，要对它的严重程度做出评估。我们按照严重程度把它分为五级，最重的可以伴有 ARDS[1]，甚至是感染性休克，需要住进 ICU。最后，我们需要考虑可能的致病菌是什么。这一点只能靠大量的临床经验来推测的，因为我们现在还没有找到像测血压、测血糖一样，那么方便的实验室检查方法来检测致病菌。我想几十年后，这个问题也一定能解决。但是我们可以根据以前收治的大量的这种肺炎病人的实验室检查、影像学特点和治疗反应，大概推测出这个病人可能是什么病原体的感染，

[1]

急性呼吸窘迫综合征（ARDS）是指肺内、外严重疾病导致的，以肺毛细血管弥漫性损伤、通透性增强为基础，以肺水肿、透明膜形成和肺不张为主要病理变化，以进行性呼吸窘迫和难治性低氧血症为临床特征的急性呼吸衰竭综合征。ARDS 是急性肺损伤发展到后期的典型表现，起病急骤，发展迅猛，预后极差，死亡率50% 以上。

是细菌性肺炎、真菌性肺炎，还是病毒性肺炎。我们做这样的推测，是为了能够第一时间进行抗感染治疗，能够有的放矢。当然在我们对病原体大胆推测的同时，还要做一系列病原学方面的检查，包括痰的检查、气管镜灌洗液的检查、血的检查，来帮助我们最终明确这个病原体是什么。

我想这也正是中西医能够结合的地方，如果我们用中医的理论方法只是针对治疗某一类病原体引起的肺炎，比如上一讲史教授谈到的腺病毒肺炎，说起来更容易被接受。因为肺炎有很多种，大家肯定会问，一种治疗方法对细菌性肺炎有效的话，那对病毒性肺炎是不是也有效？对甲流肺炎有效的，是不是一定对腺病毒肺炎也有效？对腺病毒肺炎有效的，是不是对 RCA 病毒[1] 肺炎也有效？如果我们中医的研究做得更细致一些的话，那么最终得到的结果，大家接受起来可能更加容易。

一般对于门诊病人，我们不主张进行病原学方面的检查。因为通常门诊病人病情都比较轻，只需要进行轻度的治疗，可能就会痊愈。但是对于住院的病人，常常需要做包括病原学检查在内的一系列评估。评估的目的之一，刚才也跟大家谈了，是要知道病情的严重程度。这个评估对一个接受过住院医师培训的大夫来说，是很简单的过程——需要了解病人的年

[1]
复制型腺病毒（replication competent adenoviruses，RCA）。

龄、性别、基础疾病，以及这次住院后几个重要的检查可能出现什么异常，还有一些实验室检查结果。如果这些检查结果全是阴性的，那说明这个病人是轻症的，门诊或者急诊治疗就可以了。但是如果有一种或者多种重症危险因素的时候，这个病人就是重症病人或者重度病人。对于每一个危险因素，我们都要给出一个评分。

我想这点也是西医值得中医专家借鉴的地方。西医的工作做得非常细致。我们中医自己也可以对脉象、舌象等进行评分，给它赋一定的值。当然设计赋值并不是随意的，而是要根据大量的数据，进行严格的统计学方法计算后给出来。我个人认为量化是值得中医专家参考和学习的！量化的意义在于不同程度的病人他们的病死率是不一样的。危险系数达到130以上的时候，病人的病死率达到27%甚至更高。现在的H7N9的病死率超过30%，H5N1的病死率超过60%。对病情量化评估后，在处置的时候采取的治疗方案、治疗强度可能就不一样了。另外还有一个评分，是按照病人有没有意识障碍，有没有肾功能障碍，呼吸频率是不是超过了30次/分，血压低不低，年龄是不是大于65岁……要分别进行评估。只要符合其中任何一条，都预示这个病人有治疗无效甚至死亡的风险。符合的项目越多，死亡风险越大。

社区获得性肺炎的病原学

病原学的检查，我们现在能够做的最基本的就是痰的检查，包括痰的抗酸杆菌检查、痰的革兰染色、痰的细菌培养、痰的真菌培养。另外如果有条件的话，可以给病人做支气管镜的检查，做毛刷、灌洗等。如果病人是肺实变，可以取他的肺组织进行病理检查，并对肺组织进行病原学检查。对于"非典型"病原体，我们比较推荐的是肺炎军团菌的尿抗原检查以及 Realtime – PCR[1] 的方法。现在对于病毒性肺炎的检测，几乎都是采用实时定量 PCR 的方法。

在谈到最简单的呼吸道标本——痰的时候，我们要对病人所留的痰的标本质量进行评估，这个是非常重要的，为什么呢？因为我们希望这个病人的痰标本是来自下呼吸道的，而不是来自口腔的。做到这一点有几个方法，第一个就是临床医生要在病人床边指导病人留痰；第二个是病人留出来痰之后我们要观察一下是黄痰还是白泡沫痰，如果是白泡沫痰，我们就建议病人不送检，再重复留；最后一个方法是到实验室，做一个痰涂片，在低倍镜下观察，看看鳞状上皮细胞和脓细胞的个数，因为口腔里面覆盖的是鳞状上

[1]

又称实时定量荧光 PCR，是指在 PCR 反应体系中加入荧光基团，利用荧光信号累积实时监测整个 PCR 进程，最后通过标准曲线对未知模板进行总量分析或通过 Ct 值对模板进行相对定量的一种技术。

皮细胞，如果在痰里面发现大量的鳞状上皮细胞，就说明这个痰是来自口腔的，而不是来自下呼吸道的。

很多研究发现，社区获得性肺炎中常见的病原，包括细菌、"非典型"病原体、病毒等。实际上我们现在对社区获得性肺炎病原学有所了解后发现，包括国内以及国外的病原学调查，有大概50%的病人，在经过非常严格的病原学方法诊断后仍不能明确致病原因，也就是说很多病人的病原学是未知的。这几年，从SARS冠状病毒，一直到现在的MERS冠状病毒[1]，我们每隔两年就会有一种新的呼吸道病毒被鉴定培养出来，成为公共卫生问题。实际上还有很多未知的病原体，都值得我们进一步去研究。在中国的社区获得性肺炎中，"非典型"病原体的检出率达到20%左右。其中最典型的就是肺炎支原体。在所有的"非典型"病原体中，支原体也是最多见的，其次是衣原体和军团菌。在中国，有一个奇怪的现象，军团菌肺炎的发病率实际上是非常低的，另外肺炎支原体对大环内酯类药物的耐药率是比较高的，特别是儿童。小孩只要发烧到医院，儿科医生的处方往往是抗生素，而抗生素中最安全的就是大环内酯类药物，特别是长效的阿奇霉素。这类药物使用之后，因为半衰期比较长，很容易产生细菌耐药的问题，包括肺炎链球菌、军团菌、支原体的耐药，都会造成非常

[1]

MERS（Middle Eastern respiratory syndrome，中东地区呼吸综合征）冠状病毒，是一种新型冠状病毒，于2012年9月在沙特被发现，因与非典病毒（SARS）同属冠状病毒，因而还有类SARS病毒之名。感染者多会出现严重的呼吸系统问题并伴有急性肾衰竭。

严重的后果。耐药对临床治疗会造成一些困扰，本来阿奇霉素治疗有效，但是这个病人因为耐药，用阿奇霉素治疗可能就无效了，于是病程明显延长，住院时间延长，花费也明显增加。

我们来看一个病例。女，31 岁，外地来京务工人员。突发高热，咳嗽、咯脓痰；白细胞总数 12000/μl，嗜中性粒细胞比例 90%；查体：呼吸急促，体温 39℃，右中下肺湿性罗音；痰涂片：革兰阳性双球菌；痰培养：肺炎链球菌肺炎；治疗：拜复乐 400mg/d 口服 6 天。通过以上的症状、体征、实验室检查和影像学，我们可以看出这个病人是一个大叶性肺炎。什么病原体？这是我们在考虑肺炎的时候，要想到的问题。在这个病人的痰里面，可以看到两种细胞，一种是红颜色的，实际上这里面是大量脱落的白细胞，我们叫脓细胞。为什么病人的痰是黄颜色的？就是因为这个病人痰里面含有大量的脓细胞。但是，在这个细胞周围可以看到一些染色为蓝色的双球形细菌，这是肺炎链球菌，或者叫作双球菌。这是一个典型的肺炎链球菌引起的社区获得性肺炎。用抗生素治疗是可以很快好转的，而且这个病人的肺部改变是完全吸收的，不会留下任何的痕迹。

第二个病人是位男性，53 岁，2005 年 4 月 9 日发病。寒战、高热，体温 38.5℃，咳嗽、咯少量白痰，全身肌肉酸痛、头痛；腹泻、稀糊便，无腹痛；还有神经系统的神志恍惚、行为异常、语无伦次。PSI 危险因素评分 118，吸烟史 30 年。

查体：呼吸 30 次/分，心率 115 次/分，血压 140/75mmHg。辅助检查：WBC 9.7G/L，氧分压 65.8mmHg，肝酶升高 ALT 59.9u/L，血沉 66mm/h，C 反应蛋白 16.6mg/dl，Na^+ 133mmol/L。给予抗生素治疗：头孢呋辛 3 天，泰能 3 天。体温不降，升高至 42℃，咳嗽加重。后来病原学检查发现军团菌尿抗原（+），给予阿奇霉素 500mg/d，3 天，体温降到 38℃以下。总疗程 3 周。

这个病人有全身肌肉酸痛、头痛，有消化道症状；另外，很特殊的一点是他有神经系统症状。这个病人是一个高级工程师，这次发病之后，出现了思维的迟缓，还有些行为异常。比如说他住院的时，护士给他输液，他就拉着护士的手不放，这和他平时的高级知识分子形象不太符合。这个病人的肺炎，也是右下肺的大叶性肺炎，从评分来看是个重症肺炎。刚才给大家谈到了，在没有明确病原体的情况下，抗生素治疗都是经验性的。"经验性的"是好听的说法，换成不好听的呢，就是瞎治。因为没有病原学诊断，医生只能根据经验治疗。这个病人的经验治疗是什么呢？头孢呋辛用了三天，然后换成了泰能。泰能是一个非常广谱的抗菌药物，革兰阳性球菌、革兰阴性杆菌以及厌氧菌都可以用。但是用了三天泰能之后，体温进一步升高到 42℃，咳嗽明显加重。这个病人的治疗转机来自于给病人留了尿，做了尿抗原检查，结果提示病人是嗜肺军团菌肺炎。然后换阿奇霉素，停泰能。原来一天花费将近一千块钱，换成了一天只要十几块钱的药物，体温很快降到正常。为什么这个病人的治疗能出现这样的转机，就是因为我们对它的病原学有了更清楚的了解。大家可以看下图，这个病人的体温变化。

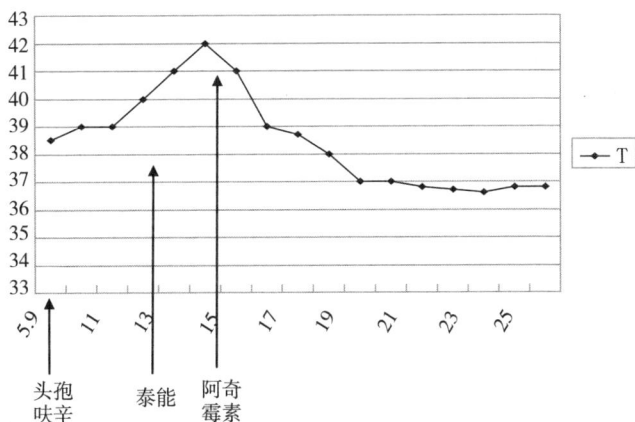

病人体温变化图

社区获得性肺炎的抗生素治疗

我们临床常用的的抗生素包括这么几大类，β内酰胺类、大环内酯类、喹诺酮类等。相对来说，抗菌谱最广的是喹诺酮类的药物。但是治疗社区获得性感染，我们并不推荐对每一个病人都使用喹诺酮类药物。因为使用的时间长了一定会产生细菌耐药的问题，这对以后的治疗会产生很大的影响。

还有就是使用抗生素的时候，对于重症病人，我们一般是静脉给药，但是只要病人胃肠功能改善，咳嗽、呼吸困难减轻，白细胞正常，体温下降，不需要体温完全正常，就可以改为口服给药。现在西医也有些误区，抗生素用起来没完，一直到病人出院的时候还在静脉给抗生素。我们是不推荐这种做法的，能口服的就不用静脉；能尽快地从静脉改为口服，就尽早地改为口服，这样病人的胃肠功能能够利用起来。

我也特别认可，在咱们中医理论当中，很早就认识到肺部感染和胃肠功能之间的这种密切关系。我们在病人的观察中也发现这种问题，病人急性感染的时候，他的胃肠功能当然一定是差的。但是有的时候病人体温可能还没有降到正常，胃肠功能已经开始恢复，这往往是病人预后良好的一个重要标志。所以我觉得咱们从胃肠和肺之间寻找治疗途径，是一个很重要的思路。大约80%的社区获得性肺炎的病人，我们"经验性瞎治"是能治好的。但是还有20%的病人的预后不好。这种病人用上抗生素之后，体温不降，甚至病情越来越重。出现这种情况，可能有很多原因。一个可能就是这个病人压根就不是社区获得性肺炎，而是其他的疾病，比如肺癌伴有阻塞性肺炎，肺栓塞也可以发烧。另外如果这个病人是肺炎，而且抗生素治疗有效，但是出现并发症了，这种情况我们也可以看到很多，转到大医院的一些病人有并发症，最常见的就是肺脓肿和脓胸，这种病人不进行病灶引流，单凭抗生素治疗，效果是很有限的。还有一个可能是病人是少见菌感染，我们选的抗生素是无效的。像上面的例子，当我们明确了病原是嗜肺军团菌，就要用针对"非典型"病原体的药物，而泰能这种广谱抗菌药是没有效果的。

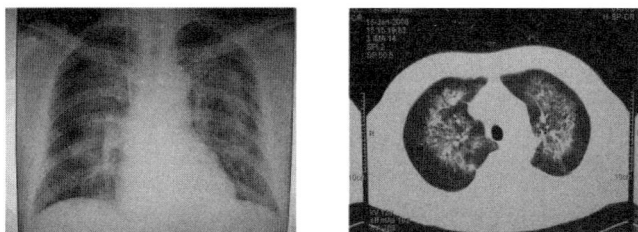

大家看上面的胸片和CT，这个病人也有发烧，胸片和CT表现为双肺的对称性阴影，而且是毛玻璃样的渗出影。这个影像学表现并不代表病人一定就是肺炎，这个病人实际上是慢性肾功能衰竭急性加重造成的急性肺水肿，经过插管透析之后，他的双肺阴影很快就吸收了。

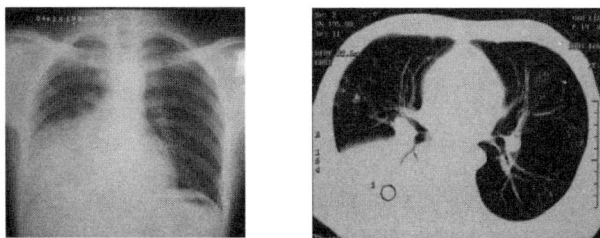

再看上面两个图，这个病人，在北京卖保险的小伙子，得的病是大叶性肺炎，病情很快进展到超过半肺，然后全肺。这个病人用过多种抗生素，咱们现在能用的，包括抗细菌的、抗真菌的药全部用过。但是效果不好，体温一直在40℃以上。

后来做完支气管镜，在灌洗液中找到抗酸杆菌，实际上是结核分枝杆菌引起的肺炎。现在我们不把结核分枝杆菌引起的肺炎归类为社区获得性肺炎，而是把它单独列出来，所以我们在做 CAP 鉴别诊断的时候，一定不要忘记肺结核，包括在北京地区。北京地区的肺结核病人也不见得就少。

——

病毒性肺炎 （病毒性 CAP）

最后我也想借着史教授的话题，再谈一点我们对病毒性肺炎的认识。病毒性肺炎是在 2003 年以后，才开始重视的，而且确实如史教授所说，之前一直都只是儿科医生在关注。成人科医生几乎不关注病毒性肺炎，认为成人的病毒性肺炎是罕见的，甚至是几乎没有的。现在大家越来越认识到对于成人的社区获得性肺炎，病毒感染也是非常重要的因素。病毒性肺炎最显著的一个病理改变就是上皮损伤。做过几例尸体解剖，这是给我的感觉非常突出的一点。人的气道有上皮，就像人有皮肤一样。气道上皮是气道的一层天然防御。病毒感染的时候，首先侵犯支气管和肺泡上皮。我们国家第一例因为 H1N1 感染死亡做的尸体解剖是西藏一个 18 岁的藏族女孩，这孩子从发病到死亡就 72 小时，她的尸体解剖给我的印象非常深。后来我们也做了其他的尸体解剖，但都不如这个孩子典型。因为这个女孩子是早期死亡，病毒本身造成的影响很突出，很典型，整个气道上皮全部剥脱。大家可以想象一下，一个人如果没有皮肤，暴露于环境当中，各种各样病原微生物都可能感染，存活能力一定是非常差的。同样，我们也很容易理解，如果这个病人的整个气道上皮完全剥脱的话，肯定会会产生非常严重的影响。进而会造成什么呢？因为人的肺泡张力的维持就是依赖于这个 1 型、2 型肺泡上皮细胞，如果肺泡张力不能维持的话，肺萎陷、肺不张就会很快发生。而血流又照样在流，大量的肺泡萎陷，大量的肺泡不张，炎症造成的肺实变，导致通气不足，最终造成的后果就是严重的低氧血症，血中的 A/Q 比例严重失调。所以这种病人一般都是死于严重的低氧血症，并且有时候用呼吸机也不能解决问题。一般要用 ECMO[1]，但是 ECMO 的并发症也非常多。病毒性肺炎典型的病理改变就是弥漫性的肺泡损伤，还有小血管出血。对于重症的病毒性肺炎，出血的比例比较多，在我们统计数字之中，占到大概 25% 左右。

相对于细菌性肺炎，我觉得病毒性肺炎比较特殊的症状就是咯血。这一点，大家以后可能会见到。

彩图 8 是在低倍镜下病毒性肺炎导致的病理改变，可以看到整个肺泡的上皮细胞脱落，肺泡腔里面有炎症细胞浸润，间质水肿的，有的间质内也有炎症细胞浸润。我觉得西医还有一个值得我们中医学习的

[1]

体外膜氧合（extracorporeal membrane oxygenation，ECMO），简称膜肺，源于心外科的体外循环，1975 年成功用于治疗新生儿严重呼吸衰竭。其本质是一种改良的人工心肺机，最核心的部分是膜肺和血泵，分别起人工肺和人工心的作用。当患者的肺功能严重受损，常规治疗无效时，ECMO 可以承担气体交换任务；同样患者的心功能严重受损时，血泵可以代替心脏泵血功能，维持血液循环。

地方，就是对解剖的了解。解剖的过程，也是一个掌握细节的过程。一个病人死了，不管是因为肺的原因死掉的，还是因为脑的原因死掉的。我们把器官拿出来、切下来，看一看，直观、具体、印象深刻。我不是说西医都是优越的，但是我觉得这一点也是值得我们中医医生学习的细节。

对于病毒性肺炎，我们曾经做过一个调查，2011年的时候发表过相关文章。在所有的成人（我们所选的病人全部都是成人）病毒性肺炎当中，位于前几位的是甲型流感、副流感、腺病毒和鼻病毒等。实际上我们这个数据是2009年之前的数据，还没有pandemic（流行），each on one（每一个）的在全球爆发。这种流感是季节性流感，以前我们都忽略了，认为流感就是感冒，其实根本不是。在流感流行季节，比如冬季，大量的病人因为流感病毒造成下呼吸道感染，也就造成了流感病毒性肺炎，这是病毒性肺炎最常见的类型。最近我们也发现，以前的腺病毒只见于儿科，但是实际上我们最早在2008年就已经开始收治成人的腺病毒性肺炎。经过这么多年的积累，我们刚刚在《美国胸科杂志》上发表了一篇论文，对成人腺病毒肺炎的发病、流行、症状、体征、治疗、转归进行了一个分析，结果发现腺病毒肺炎在北方的分布情况，主要包括北京、天津、河北、山西这几个地区，最南的地方在山东烟台。而且腺病毒肺炎发病有非常明确的季节性，是在2月和3月。长江以南的发病情况是怎么样的我们目前不知道。

这个发病季节有什么意义呢？光说二三月份，大家可能没有任何概念，所以我想结合流感给大家做一下分析。北京流感的流行季节是 11 月底、12 月、1 月，腺病毒肺炎出现在流感以后。大自然就是这么不可思议，当流感流行的时候，腺病毒非常安静，它绝对不去凑热闹；当流感流行过去之后，它开始流行。这是我们这些年观察到的一个特点。另外一个特点也是我们让感觉很意外的，就是我们原来认为病毒性肺炎都是间质性肺炎，但是腺病毒肺炎恰恰相反，它和普通的细菌感染引起的大叶性肺炎非常相似。腺病毒 14 型、7 型、55 型引起的腺病毒肺炎，影像学特点都是表现为肺实变的大叶性肺炎。可能有人要问了，都是肺实变，你怎么和细菌性肺炎鉴别？是通过其他的特征，比如说白细胞，腺病毒肺炎往往是正常甚至偏低的，另外生化检查有异常，比如说肌酸激酶明显升高，谷草转氨酶明显升高，乳酸脱氢酶明显升高，降钙素原正常。还有，通过对治疗的反应也可以看出来，抗生素治疗对细菌性肺炎是有效的，而对腺病毒肺炎无效。所以我们通过其他的一些特点结合影像学特点来诊断腺病毒肺炎。这也是给我们提个醒，一个病人以大叶性肺炎的表现来了，不能够完全认定这个病人就是细菌性肺炎，要考虑可能是腺病毒肺炎。

下面讲一个病毒性肺炎的病例，男性，28 岁，没有任何的基础疾病，喘憋，发热 40℃，咯血（这个特征性症状刚才已经给大家讲过了），抗生素治疗无效，而且呼吸困难越来越重，呼吸频率达到 38 次/分；实验室检查白细胞正常，肌酸激酶 2100。这里我想提醒大家，刚才讲的病毒性肺炎，不是一个局灶性的感染而是一个全身性的疾病，从脑子一直到消化道，到肌肉（因为这种肌酶的升高往往代表病人的骨骼肌受累），甚至到心血管系统——我不知道在中医理论当中，如何表达这一点。这个病人的降钙素原（PCT）值是 0.971（一般诊断细菌性感染，PCT 应在 1 以上，甚至 2 以上）；氧合指数只有 210；甲型 H1N1 流感检测阳性。

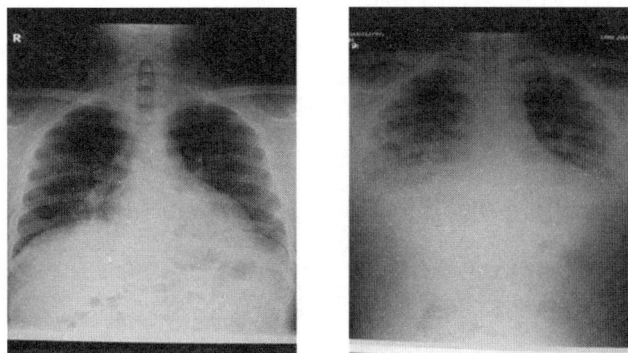

上面两个图，时间相隔 3 天。病人在发病的 3 天之内，影像学就有非常明显的病理进展，双肺，特别是双下肺的弥漫性渗出，和肺实变很像。这个病人治疗用了无创机械通气，无创机械通气一个很大的缺点就是导致胃胀气，这是很麻烦的事情。诊断为病毒性肺炎之后，我们把抗生素停了，加用抗病毒药奥司他韦，用了双倍剂量，每次 150mg，每日 2 次。治疗之后体温就逐渐降到正常了。

对于这种病人，我没有使用中药治疗过，但是我也特别同意史教授的意见，可能中医治疗的强项是在于免疫调节，是对于全身的整体状况进行调整，优势并不在于直接杀灭病毒。免疫调节非常关键，我们也收治过一些重症甲型流感肺炎的病人，用达菲治疗，有的病人静脉注射帕拉米韦，我们进行动态的病毒核酸滴度检测，病毒的滴度已经非常非常低了，但病人最后还是死掉了。病人最终的死亡原因是脏器衰竭，这就说明在抗病毒治疗的同时依然存在一些过度的炎症反应造成了脏器损伤。

脏器损伤包括两种情况，一个是病原体本身的作用，第二个就是机体的免疫动员造成的附加损伤。有的时候附加损伤比病原本身造成的损伤还要严重。关于免疫耐受的问题，是在最近这几年才受到免疫学界的重视。以前大家都谈 resistance（抵抗），就是说大家认为机体和外界是一个你死我活的关系，你只要来，我就反抗。但是现在免疫学也有一些新的进展，在概念上谈到了 tolerance（耐受）。当病原体侵入人体，站在病原体的角度，它进来，如果只是为了生存，而不是要机体死亡，机体采取睁一只眼闭一只眼的态度，既能让病原体存活，我自己也能活，否则就是两败俱伤，病原体杀死了，我自己也死掉了。我想中医在免疫调节这方面，在维持免疫稳态这方面，可能能够起到一个比较好的作用。当然它作用的靶器官除了感染的器官——肺之外，还有刚才我谈到的消化道的问题，这也是一个非常值得继续探讨的问题。

社区获得性肺炎的预防

这里我主要谈谈是西医的预防。实际上中医在这方面可能能够起到更多更重要的作用。西医的预防就是疫苗。现在疫苗有两种，一种是直接针对流感病毒的疫苗，需要每年接种一次，北京市 70 岁以上的老人免费接种；另一种是肺炎链球菌疫苗，现在开发了两种，一种是对儿童的 7 价，一种是对老人的 13 价。疫苗减少肺炎的发生有一些循证医学的证据，当然也有一些不同意见。肺炎疫苗不是每年接种，而是每 5 年接种一次，因为它的免疫保护可以达到 5 年的时间。但并不是说接种了之后就一定能够预防，因为肺炎链球菌的血清型有多种，并不是说我这 7 价疫苗就一定能够保护儿童不发生肺炎；老人的 13 价疫苗就全部保护了，不可能！并且随着 7 价疫苗广泛接种，原来没有覆盖的一些血清型又可能变成一个主流的感染病原菌。自然界就是这样子的，各种生物、微生物，人也是一种比较大的生物，都要在这地球上生存，都要寻找对自己有利的生存途径，都有各自的办法。

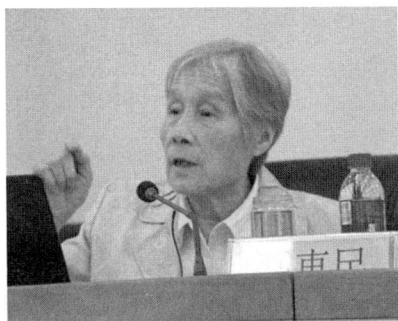

聂惠民

经方论治温病的心悟

聂惠民，1935 年生。北京中医药大学教授、主任医师、博士生导师。从事中医学教育及临床工作 60 余年。曾任北京中医药大学伤寒论教研室主任，中华中医药学会仲景学说分会副主任兼秘书长。全国名老中医药专家学术继承工作第二、三、四批指导老师，享受国务院政府特殊津贴。获得首都国医名师称号。

这次论坛我的发言题目叫《经方论治温病的心悟》，谈谈从医多年的一些体会。我们伤寒教研室的老师，对温病都是很重视的，也下了不少功夫，我先讲，再请郭华教授配合讲解，把整个经验介绍得更全面一些，有利于我们之间的交流。

概述

我今天所讲的经方，专指《伤寒论》和《金匮要略》中的方子。历来对经方有几种不同的说法，我们今天讲的经方没有把所有的说法都概括进去。关于温病，一个是以前讲的温病，一个是现在温病学中的温病，这两个的内涵是有所区别的，我在这儿讲的温病，是指由温热之邪引起的，以发热为主的，热象比较重的，同时很容易伤阴化燥的疾病，因为热邪过盛，阴精的损伤就很急速，所以很快地出现伤阴化燥的一类急性外感热病。今天我讲的内容就限定在这样一个概念范围里面。

温病，笼统地说，就是温热病。温病在临床上有几个特点。第一个，从发病学上看，温病具有季节性、流行性、传染性，季节性是指一年四季都可以发生温病，流行性、传染性则是温病的一个特点，这是和一般疾病不同的。第二个，从病因上来看，温病是由温热之邪导致的疾病。第三个，是温病的病证特点，也就是它的证候特点——这是应用的关键，你要掌握住疾病的证候特点，这样在临床上碰到一个病人，才能够很快地把它的证候辨别清楚。温病的证候特点是容易伤阴化燥，所以它就被定义为是一种外感的急性的温热病。第四个是病势，就是疾病的趋势。温病的发展趋势和一般的病不一样，一个是发病急，一个是发展快。患者可能白天还在那儿干活，晚上回来一下就发起病来了，发展得非常迅速，并且很快地就往下进展变化了，有的时候都来不及治疗。另一个是变化多端，从整个病程上来看，病情是比较重的，甚至常常出现危象。温病大致就是以上这些特点。至于说是不是每一个病都全面具备这些特点呢？当然不一定是全部都出现。这个要看医生辨证的能力，如果主要的症状、主要的特点存在的话，该怎么诊断，就要做什么诊断。对温病的这些特点，大家如果都能心中有数的话，不管什么季节、什么地区，也不管病人的年龄大小，只要是他具备这个特点，就可以诊断。

经方与温病论治

下边我讲第二个问题，这个就涉及主题了。一般来说治疗温病，都是用温病学上的方子，尤其是现在，跟以前温病学没有形成的时候还不一样，现在一提温病，概念基本上是趋于一致的。所以，对于温病，如果要用用经方论治，那第一个小题目，就是了解《伤寒论》对温病的论述，大家在学习《伤寒论》的时候，可能已经学过了，我们今天回顾一下，争取在理解上跟温病结合得更紧密一些。下面请郭华老师把原文介绍一下。

郭华：第六条实际上大家都挺熟悉的，我们一起回顾一下原文，"太阳病，发热而渴，不恶寒者为温病。若发汗已，身灼热者，名风温。风温为病，脉阴阳俱浮，自汗出，身重，多眠睡，鼻息必鼾，语言难出。若被下者，小便不利，直视失溲。若被火者，微发黄色，剧则如惊痫，时瘛疭，若火熏之。一逆尚引日，再逆促命期。"第一句话就告诉我们温病感受的邪气是温热邪气，因为温热邪气是阳邪，与机体的正气相斗争，因此首先见到的是发热，伤阴，阴液消耗，出现口渴。"不恶寒"是张仲景强调病因为温热邪气，没有寒邪在表。这里看起来似乎与太阳病的提纲"太阳之为病，脉浮，头项强痛而恶寒"矛盾，实际上是不矛盾的，聂老师稍后会给大家讲。"风温为病"这句话里，张仲景所讲的"风温"是太阳温病误用辛温发汗法治疗后导致的变证，表现为身灼热、脉阴阳俱浮、自汗出、身重、多眠睡、鼻息必鼾、语言难出。因为《伤寒论》的发汗都是属于辛温发汗，原本就是温热邪气，再加辛温发汗方法，这样以热助热，则身灼热。"脉阴阳俱浮"是指热邪充斥于内外，气血壅盛，所以寸、关、尺三部全都浮大有力。"自汗出"是因为营热逼津外泄。"身重"是因为热邪壅滞经脉，经气不利，再加上壮火食气，热邪耗伤人体正气，两方面原因加在一起，所以病人自觉身体沉重。"多眠睡、语言难出"是热盛神昏，病人处于昏睡的状态，心主言的功能失常，所以不能言语。"鼻息必鼾"是热邪壅滞于肺，肺窍不利导致的。如果在这种情况下再用下法，会更加伤及阴液，阴液不足，尿液化源不足，所以小便不利；如果伤及肝肾之阴，就会出现两眼球转动不灵活。热盛神昏，关门不固，所以有二便失禁。如果再用火疗，如灸法、温针、烧针、熏法、熨法等治法，以火治疗温热邪气，会更加重火热邪气。如果热毒影响到肝胆，胆汁外溢，轻微的就会出现发黄，这种发黄肯定是晦暗干枯的，像仲景说的"若火熏之"；严重的话，就是热极生风，引发肝风内动，会出现惊痫、时瘛疭，惊痫、瘛疭都是四肢抽搐的意思。最后一句"一逆尚引日，再逆促命期"的意思是，一次误治还有救治的可能，一而再、再而三的误治就会缩短病人的寿命，导致预后不良。这就是第六条的原义，下面请聂老师再给大家讲一下这个条文的一些重点问题。

为什么选第六条咱们一起来认识呢？在《伤寒论》的全部条文里边，只有第六条，张仲景把温病做了一个全面的论述。从原文上来看，这个条文里面包括了很多内容，什么是温病，温病有哪些症状，应该怎么治疗，治错了以后，出现哪些错误的变化。一条原文里面讲了很多逆治以后的，就是误治以后的现象，大家要一一地掌握清楚。这就教给我们每一个医生在临床上，对于病人得的病，经过治疗以后的发展方向是什么，要做到心里有数。

所以，我把需要注意的问题都挑出来。第一个就是口渴的程度。"太阳病，发热而渴者"，渴就是指口渴，是温病的一个症状。口渴的程度，关系到疾病的发展与变化，是对疾病的发展过程在不同阶段的表示。温病的口渴在初期的时候，可以是微渴，再轻微一点，就是病人没觉得出现口渴之前，可以表现为口唇干燥，想喝水，之后可以是微渴，微渴如果发展成大渴，甚至大渴引饮，烦渴引饮，那就说明病邪已经深入到气分，不是开始的肺卫阶段了。这些都标志着温病的病情在进化、在发展。所以临床上你要仔细观察整个辨证的情况，如果观察得不清，会影响辨证和用药，就直接影响疗效。

第二个要认识的问题就是要认清恶寒的表现。温邪在卫分的时候和温邪发展到一定程度的时候，恶寒的轻重及具体表现是不同的。温病在卫分的时候，恶寒是轻微的、短暂的，绝不会有严重的恶寒，有的时候，在外感病最初的时候，不管是伤寒还是温病，往往都是很难辨别的。有些学员咨询我，说现在临床上麻黄汤、桂枝汤还有多少应用的？怎么看不到多少这样的病证呢？因为目前的这种医疗条件，在感受外邪以后，很多人还没开始发烧，就把自己手头的药拿来吃，不管中药西药，结果到大夫这里来看病的时候，要是伤寒的话变化还慢点，如果是温病的话很快就变化了。所以有的时候，到你这里看病的患者已经不是真正的原始的刚刚发病的症状。但是麻黄汤证、桂枝汤证临床上有没有呢？有。就拿麻黄汤证来说吧，感受寒邪以后，马上发病的，还是可以吃麻黄汤的，但是我们在城市里，是看不到这种患者的。这种麻黄汤证，要到寒冷地区、高寒地区，刚刚发病的患者，最初的证候。现在我们城市中的病人来就诊，比如说发烧的患者，他说我这个病治了好长时间也没好，烧就是不退，这时他整个疾病已经发生变化了，不再是他最初起病的状态。

第三个问题就是对风温的理解。《伤寒论》第六条里面写了一段，若发汗已出现风温。大家可以想一下，第六条里的风温，与温病学上的风温，是一回事吗？绝对不是的。张仲景写第六条写出来的是温病的变化，所以对风温的认识，我觉得应该区别考虑。当初在学伤寒的时候，讲到这个风温，有的同学下课就会问，说第六条中这个风温跟现在温病学中的风温，到底怎么区别呢？历代医家对风温的认识都不一样，我引用几个古代医家的认识。尤在泾在他的书里说，风温就是既有风邪又有温邪，所以称为风温。程郊倩说，"温病为风药所坏"，就是说，温邪用风药治疗，就形成风温，这也是一种解释。章虚谷说，温病误治以后，引动了肝风，所以它叫风温。但是这几种解释都是表面的解释，解决不了根本问题。我们应该从临床的角度认识和分析风温，得用这个疾病的临床表现去分析，因为临床表现是认识疾病的一个根本依据。现在温病学中的风温，是冬春季所发的病，出现发热、微恶风寒、咳嗽、口渴、脉浮等症状，临床上我们看到的也是这样。《伤寒论》第六条所写的那个风温，名字是一样的，但是它描述的是临床上由于发汗以后出现脉阴阳俱浮、自汗出、身重、多眠睡等症状的疾病。所以这两个虽然同是名为风温，但临床辨证要点是不同的，也就是说，张仲景那个时候提出来的风温是温病误治以后的一个坏病，它与现代温病学里面所说的风温含义是不一样的，现在温病学讲的风温是新感受风热之邪所得的病证。

下边是第四个问题是第六条里面的一个中心问题，大家在这个问题上要狠下一番功夫。第六条把温病提出来了，第一句话就说"发热而渴，不恶寒者，为温病"，是把温病的定义做了扩展，说明张仲景对温病的整个认识是全面的，只不过《伤寒论》里对温病的记载比较少的，可能由于历史悠久，原著散失，没有搜集到，但是第六条代表了张仲景对温病的病证、病因、病势、治疗的全部论述。《伤寒论》虽然主要是六经辨证、以纲论象，但是在太阳病里是以伤寒、中风、温病这三纲立项来分析的。

第五个问题就是温病的治疗禁忌。《伤寒论》第六条里面，张仲景用了四个"若"字——"若发汗已""若被下""若被火""若火熏之"，把整个温病误治以后的变化都说出来了。我只讲最后一个"若火熏之"，以前一般的解释认为，火熏了以后，颜色是微黄的，所以说"若火熏之"，这个作形容词来看，就是形容微黄的颜色。还有一种认识就是一种火熏的办法，前面的"若被火"是弱的，是火里面比较轻的办法，比如温针。到"若火熏之"，那就是重用火攻的方法，要是以这种方法治疗的话，那就是"再逆促命期"了，所以大家一定要注意。现在临床上会不会有误治的现象呢，还会不会用火法呢？肯定地说，现在既存在误治，也存在火法，比如电针、电灸，以及烤电的那些各式各样的仪器，它们就是现代的火法。曾经我遇到一个病人，他使用电疗仪器的时候，医生把电量调大了。患者说医生给他安上这个机器的时候，告诉他放电的时候有感觉要说一声。结果因为医生动作慢了一点，患者疼得都蹦起来了，机器才停下。还有一个我会诊遇到的慢性肾衰的病人，心肾里那个衰，外科诊断有不完全肠梗阻，用承气汤每日一副，分三次服用，请我去看的时候，说这个病人不行了，体力差，人很衰弱，大便收不住，只能垫着垫子，这个就叫作"实则阳明，虚则太阴"。我一看治疗单上到现在还承气汤一剂每日三次呢，赶快取消这条医嘱，改成调补太阴的方子。

郭华：第二个大问题就是经方论治温病的方剂。《伤寒论》中有诸多方剂可以论治温热病和热性病，如麻杏石甘汤用于热邪迫肺之喘证；葛根芩连汤用于表里俱热之协热下利证；白虎汤用于阳明热盛证；猪苓汤用于阳明津伤，水热互结证等等。实际上《伤寒论》的很多方，只要是具有清热泄热的，现在温病学上都用，除了像上面说的麻杏甘石汤、葛根芩连汤、白虎汤、白虎加人参汤、猪苓汤，还有三承气汤、栀子豉汤、小陷胸汤、黄连阿胶汤等等，只要是具有清热泄热，甚至有滋阴作用的这些经方，在温病中都是在应用的。

再一个就是《伤寒论》和温病学的关系。《伤寒论》是温病学形成的重要基础，温病学是《伤寒论》的发展和补充。《伤寒论》对于温病的发病机理、证候特点、演变规律、辨证方法、治疗原则、方药运用尚缺乏完整、系统的论述，单纯用六经辨证来指导温病的治疗，不能适应临床的需求。所以，后世医家经过宋、元、明、清各阶段的不断发展与完善，补充了六经辨证的不足，提出了卫气营血辨证、三焦辨证为主体的辨证体系，加深了对温病病因病机、发病及临床特点的认识，并在经方的基础上又创制了大量卓有成效的方剂，使温病治疗的法则和方法更为全面。这就是《伤寒论》和温病学的关系。

验案三则

1. 高热待查 （风温热结阳明）

张某，女，16岁。1996年3月29日初诊。发热约2周，病始于3月16日感受外邪，发热在39℃～40℃，先后在三处医院用药治疗，体温不退，急诊住院观察。胸透：心肺未见异常，WBC17.1×10⁹/L，经红霉素等抗生素和输液治疗一周，体温在37.8℃～38.8℃之间不降，遂来请我中医治疗。刻下：发热汗出，胸闷不适，咳嗽，咽干欲饮，体温38℃，咽喉充血，扁桃体不大，脉浮滑数，舌苔淡黄略厚。证属邪郁化热，传变入里，热邪内郁而致阳明热证，治以清热利枢退热，取白虎汤化裁。处方：生石膏15g，知母10g，生草3g，太子参

15g，柴胡 10g，黄芩 10g，双花 20g，芦茅根各 12g。4 剂，水煎温服。服药一剂，体温始降（36.9℃），四剂药尽，热退咳微，调理而愈。

郭华：这个病例聂老师辨证属于邪郁化热，传变入里，热邪内郁而致阳明热证兼气津两伤，治以清热利枢退热，用白虎加人参汤化裁。处方是白虎汤加人参、柴胡、黄芩、双花、芦茅根。开了四剂。四剂药以后，热退咳微，稍稍进行调理一下，这个病人就好了。这个病例明显就是风温。白虎加人参汤辛寒清热，益气生津，酌加柴胡、黄芩利枢退热，双花清热宣透，芦茅根清热生津。

2. 病毒性感冒 （风温邪郁肺卫）

患者，女，5 岁，发热 4 天，38.5℃～39.5℃。西医诊断病毒性感冒，经西医输液治疗，身热不退。既往有高热惊风病史。家属给予紫雪丹退热。体温仍持续在 39℃左右，故求助中医诊疗。证见：发热不退，体温 38.9℃，皮肤扪之灼热，身热午后为甚，口唇发干，咽部微赤，纳谷不佳，二便尚可，脉浮数，苔薄白根部淡黄。证属表闭邪郁，身热不退。治宜开郁转枢，辛凉退热。取柴胡解热汤。处方：柴胡 10g，黄芩 10g，芦茅根各 10g，生草 5g，金银花 10g，连翘 8g，生栀子

8g，豆豉5g，桔梗8g，生姜2片为引。服药四剂，药后汗出而热解。

郭华：这个病例西医诊断是病毒性感冒，聂老师根据孩子临床表现，辨证属于表闭邪郁，身热不退，风温邪郁肺卫。因邪犯于表，卫气被郁，开合失司，故见发热、无汗。温热邪气，易伤津液，故见口唇发干。治疗开郁转枢，辛凉退热。柴胡解热汤是聂老师自创的一个方子，本方为小柴胡汤加减化裁而成，方中柴胡、黄芩利枢退热；栀子、豆豉其实就是栀子豉汤，再加金银花、连翘清宣郁热，透热外出；生草、桔梗其实就是甘草桔梗汤，清热利咽，芦茅根清热生津。四剂药以后，郁热得宣，汗出热退。

3. 出疹性病毒感冒（烂喉痧：疑似猩红热）

刘某，女，4岁。1992年2月初诊。患者发热3天，初起发热，体温38℃，周身不适，咽峡红肿，咽喉疼痛，微咳，服中西药治疗未效。随之发热加重，升至39℃以上，见周身皮肤发红色皮疹，即到医院就诊。有医生诊断为病毒性感冒，亦有认为疑似猩红热，予以治疗。患儿家长希望中医治疗，故前来国医堂求治。现症见：发热已3天，38℃~39℃，服药热未退，周身发红色皮疹，伴咽喉疼痛，吞咽时疼痛加重，微咳，咽部红赤，扁桃体肿大，口唇干燥，舌质红，苔薄，中心淡黄，脉数。此为初感温热之邪，蕴郁于里，迫入营血而致。发疹性病毒感冒治当清营解毒之法，拟竹叶石膏汤加芦根、白茅根汤，3剂，水煎温服。

二诊：药后热已退，皮疹减轻，前方加元参，继服四剂疹消，调理而愈。

郭华：这个病例是出疹性病毒性感冒，聂老师认为这是初感温热之邪，蕴郁于里，迫入营血而致，治疗用清营解毒之法，用《伤寒论》的竹叶石膏汤再加芦、茅根。患者服用三剂后，热退疹轻，在原方上又加玄参，继服四剂，疹消。患儿发热、咽喉疼痛、周身发红色皮疹，病为烂喉痧。何廉臣云："疫痧时气，吸从口鼻，并入肺经气分则烂喉，并入胃经血分则发痧。"聂老师也认为烂喉痧的病因是感受温热时毒，充斥肺胃，咽喉为肺胃之门户，肺胃热毒上攻，搏结喉咽则咽喉疼痛。肺胃热毒窜扰于外，甚则迫入营血则发为丹痧。治以清营解毒，用竹叶石膏汤加味。竹叶石膏汤具有清热生津、益气和胃之功，在《伤寒论》中用于治疗病后余热未尽，气阴两伤之虚羸少气，气逆欲吐。该方同时又是清补肺胃之良方，既清肺胃之热，又补肺胃之阴。聂老师在本方基础上酌加清热生津凉血之品治疗温病的烂喉痧，是扩大了经方的临床运用。这就是聂老师用经方治疗温病的三个案例，这样的例子还非常多，这里选了三例介绍给大家。

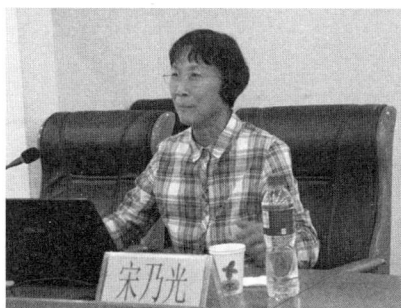

宋乃光

《时病论》治咳法的临床应用

宋乃光，1945年生。北京中医药大学教授、主任医师。曾任北京中医药大学温病教研室主任。国家级突发公共卫生事件应急专家。温病学家赵绍琴教授早期研究生，1990年拜全国著名老中医孔光一教授为师。擅长治疗发热、感染性和过敏性皮肤病等。发表学术论文40余篇，出版论著20余部。

各位老师，各位同学大家好！我今天讲的题目是"《时病论》治咳法的临床应用"。《时病论》这本书，大家可能不像对《温热论》、《温病条辨》那么熟悉，但是这也是一本非常重要的书，特别是对于四时外感病，它是一本专著。

时病，顾名思义，就是和时令密切相关的疾病。《时病论》说："时病者，乃感四时六气为病之证也"，所以时病就是由于风、寒、暑、湿、燥、火引起的四时外感病的总称。而外感病主要是外感热病，即外感发热性疾病。蒲辅周有一句话总结得特别到位，指的是春夏秋冬常见的急性发热性疾病。所以把这本书学好了，一般的急性外感发热性疾病我们就都有办法了。

咱们这次主要是讲咳嗽。咳嗽，是呼吸系统出现最多的症状，也是一个独立的疾病。它可以见于现代临床的上呼吸道感染、急慢性支气管炎、各种肺炎、肺气肿等疾病。我们在座的可能都有咳嗽的体验。咳嗽严重的可以合并喘。吴鞠通在《温病条辨》中把温病总体上分为风温、温热、温疫、温毒、暑温、湿温、秋燥、冬温、温疟，这九种温病的发病季节涵盖了春夏秋冬。所以我们说《温病条辨》讲的是一年四季的外感热病，温病就是时病，温病包括在时病的范围内。雷丰，又名雷少逸，他写了《时病论》，在自序中他讲到，从古至今医书充栋，而专论时病者比较少，所以他就引用了《素问·阴阳应象大论》的"冬伤于寒，春必病温；春伤于风，夏生飧泄；夏伤于暑，秋必痎疟；秋伤于湿，冬生咳嗽"。这段话大家都是很熟悉的，可能很多人都会背。这段话是中医伏气学说的理论根源。与伏气病相对应的就是新感病，而外感热病中又包含了伤寒。所以说《时病论》融汇了伤寒和温病、新感和伏邪，是一本全新的时病辨证论治体系的专著。

《时病论》一共有八章，如果大家看过这本书，就会知道这是很薄的一本书。我在这顺便说一下，现在的书都是越编越厚，但大家不要忽略薄的书，越是薄的书，精华的东西越多。我买这本《时病论》的时候，咱们学校正处理旧图书，就是中国中医研究院和北京中医药大学的两个图书馆要合并的时候，中医研究院的图书馆要处理一部分书，我花了一毛八淘来的，就这么薄薄的一本书，现在我都快把它翻烂了，那真是一句话就顶一句话，甚至还要顶一句半。现在有的书十句话也顶不了一句话，所以大家不要买，而且你拿都不太好拿。当然现在也有光盘，但看起来也是费眼睛，我觉得我们这个岁数还是喜欢看纸质的书，我们要看这些精炼而字少的书。《时病论》就是一本特别精炼的书，很薄，你要是真正能看进去了，其实用不了多少时间，而且你看完以后，走路、吃饭都要想着书上的内容，这就是把你的心牵住了。

《时病论》里面谈到伏气病，把它分为两类，一类是六气袭人伏而不发，至下一季节再感新邪，引动伏气而发，实际上也就是刚刚提到的《内经》所说的那段话，春夏秋冬都有它的伏气病；还有一类，冬受寒气伏而不发，郁久化热，待来年春分后，伏邪自内达表而发。其实这一类应该包括在第一类里面，那么为什么《时病论》要把它单列出来呢——就是因为春季的新感可引动伏气发病。春季的伏气病是比较多的，比较主要的——所以就把伏气病分为两类，并列起来了。

《时病论》涉及的咳嗽在风温、风热、风寒、冒风、暑咳、秋燥、痰嗽、干咳、冬温各节中都可以见到，这些病在《时病论》里头，就是每一章的下头，它都分为每个节。咳嗽在《时病论》里是个最常见的病，也是个最常见的症状，我今天选这个题目来讲也是因为它常见。正如雷少逸说："六气之邪，皆能令人咳嗽"，"四时都有咳嗽之病"，这都说明咳嗽比较广泛。《时病论》治咳嗽的方法是很多的，因为时间有限，我们选最主要的具有代表性的治法。我把它分为这么几类，以便于大家学习这本书的时候，可以作为一个引导。

辛温解表

我们一看辛温解表这四个字非常熟悉，这是针对寒邪在表的治法。我选了三张代表方。

（一）雷氏辛温解表法

第一张方是雷氏辛温解表法。雷少逸自己创制的方，他不叫方，都叫法，所以雷氏的什么什么法就是一张方。另外在《时病论》中，除了雷少逸自己创制的方之外，还引用了在他之前就已为医家习用的、和他所讲疾病相关的有效方剂。为了区别这两类方剂，我们把雷少逸创制的方前面都冠以"雷氏"两个字。辛温解表法一共有三对药，我们看一下这三对药的组成：防风、桔梗祛在表的寒邪；杏仁、陈皮开上中之气分；豆豉、葱白，即葱豉汤，是《肘后备急方》中的良方，是代麻黄的解表力量。这个豆豉和葱白，它可以帮助防风和桔梗来驱散表邪。这六个药大家有什么印象吗？第一，是临床最为常用的药；第二，没有大寒大热之弊；第三，价钱特别便宜。有时候病人在开完方以后跟我说："大夫，我家里还有特别好的东洋参、高丽参，我还有特别好的藏红花，都是从西藏那边来的，还有冬虫夏草（现在冬虫夏草比黄金要高出很多价钱），我能不能吃啊？"我就跟他说："我跟你说一句话，你回去琢磨琢磨，凡是特别贵的药，炒得特别贵的，都是不治病的，凡是不贵的都是治病的，你自己去琢磨去。"况且像冬虫夏草，你一天吃一根有什么用啊，是不是啊？再有就是在玉树那一带，那么小的地方，人人都去挖冬虫夏草，而现在的这个情况是全世界都在卖冬虫夏草，有几个是真的？你们自己考虑去。你吃的说不定就是假的，很少有真的。

本法通治寒伤于表的咳嗽，所以叫辛温解表。但是并没有大辛大温之弊，用于冬春时病咳嗽，包括春季的春温、风寒，冬季的伤寒、冒寒等，这些都是冬春季节常见的时病，我们又叫外感热病。我们来分别讲一讲冬春季节的外感病。春温，我们在座的都学过温病学，它是伏气外感病，发于里，但是如果初起有头身痛，寒热无汗，咳嗽口渴，像这样是什么症状呢——表闭的症状；为什么会表闭呢——有寒邪袭表；寒邪怎么来的呢——那就是当令的寒气没有解，如果是春天的话，那就是冬季的余寒留存。见到这样一系列的表证可以用辛温解表法，就是我们刚才说的雷氏辛温解表法。雷氏辛温解表法是治疗风寒在表引起的咳嗽的基本方。我们叫基本方，也叫基本用药。这几个药用上以后，再视情况可以加减。然而，春季的春温，如果发热快，很快就入里了，从哪个地方来看呢——看舌头。温病学最注重的一个客观的指征就是舌象，就像现代医学可以看CT看胸片，以前我们没有这些东西，我们有舌象。舌不欺人，什么叫舌不欺人——舌头没有假象，除非你——吃了染舌的食物或药，否则舌是没有假象的。如果舌苔由白变黄、变燥，这说明什么呢——邪气入里了；入于哪个里呢——入于胃经之里，伤阴了。伤阴的同时，因为又有热，当用凉解里热法，辛温解表法就不能用了。凉解里热法也是雷少逸的一个方，它的组成就是芦根、大豆卷、花粉、石膏、甘草等，这几个药也是常用的药，也是轻描淡写之品。春季还有风寒病，缘于初春尚有余寒，风中夹寒。如果见有寒热头痛，有汗出但是很少，这说明寒邪束表，表气不畅；有咳嗽，说明肺气不宣；脉浮大或兼浮紧，这个情况比伤寒轻，亦宜辛温解表法。我们看这个辛温解表法如果真正要治伤寒的无汗、头痛、浑身疼痛、骨节都疼痛，雷氏是不是有点轻了？所以在这我们讲的风寒病要比伤寒轻。如果真正是伤寒呢，辛温解表法还需要再加药。兼痰的可以加茯苓、半夏，兼食滞可以加神曲、山楂。辛温解表法还能治疗冬季的外感时病的咳嗽。冬季寒邪主病，这是《时病论》上讲的，分为三个层次——伤寒、中寒、冒寒。伤寒是在立冬之后，头疼身痛，寒热无汗，脉浮紧，表闭特别重，一点汗没有，就是发烧、恶寒，这个表闭的表现还在于头和全身的骨节都疼痛，疼得特别厉害。如果平时没有什么关节病，这个时候疼得特别厉害，那你还要考虑外邪；如果平时有关节痛，这个时候可以加重，但是这个时候也要以治外邪为主，患者以前有什么风湿病、骨关节病以后再说。中寒就是寒邪直中足三阴，即足太阴、足少阴、足厥阴。那寒邪就太重了，我们把这个邪气特别重、危害特别重的就叫寒淫杀厉之气。你看我们中医学的文字是非常丰富的，所以咱们在座的同学以后写见习报告，要写一份比较好听的、好看的见习报告，不要写大白话，比如"吃饭吃不香，睡觉睡不着"，不要说这种话，要说什么？说我们中医的行话。就看"寒淫杀厉"这四个字就知道这寒邪的分量多么重，它引起腹痛、吐泻、肢冷，或有昏闭，这个不属于咳嗽的范围，这是寒邪伤人比较重的，直中三阴，来势凶猛。还有就是冒寒，我在这说一下，在《时病论》中有很多"冒"字，除了冒寒，还有冒暑、冒风等等。凡是"冒"都是在表的意思，邪气以在表为主，所以要出现表证。凡是有"冒"的，它都有寒热少汗或者无汗、头痛这样的表现。如果是冒寒，就是邪气比较偏表，比伤寒要轻，比中寒要缓，中寒是个急病，突然发生的。冒寒见遍体酸痛，头微痛，恶寒发热，你看它整个描述也比伤寒要轻。伤寒、冒寒的咳嗽都可以用雷氏辛温解表法，但由于伤寒表闭重，寒邪比较重，这个时候就需要加麻黄，如果咳嗽，里面也有杏仁，这个时候葱豉的劲儿就不够了。

（二）雷氏辛散太阳法

辛温解表法的第二张代表方是雷氏辛散太阳法，大家一看就知道这是什么太阳啊——是足太阳膀胱经。这个方的前四味药桂枝、羌活、防风、甘草，实际上是刘河间的桂枝羌活汤，原来是用来治疟疾头痛、项强有汗的，我们在这不讲。雷少逸把桂枝羌活汤拿过来以后进行了一些加减，它的解表的力量比起辛温解表实际上更强，起码有防风、有桂枝、有羌活，这些都是发汗的力量更强一些的。雷少逸把它去掉前胡、大枣，加紫苏、葱白，又增加了解表的力量。用于伤寒为病，见头身痛，寒热无汗，脉浮紧。如果这个病人恶寒得特别厉害，头疼身疼，咳嗽，几天内不见好，还发热，这个时候我们就可以用辛散太阳法。如果咳嗽再加麻黄、杏仁，如果再加上甘草这就是三拗汤，也可以加前胡、紫菀、桔梗等。这个方比起辛温解表法，力量更强一些。

（三）雷氏微辛轻解法

第三张方雷氏微辛轻解法（苏梗、薄荷梗、牛蒡子、桔梗、瓜蒌壳、橘红），为什么叫微辛轻解法？你看苏梗、薄荷梗，这两个药都用梗，他不用苏叶，也不用薄荷叶。当然我们现在就不要这样用了，为什么呢？你要苏梗还有，薄荷梗就很难找到了，都是和叶放到一块的。还有些药，像连翘心、元参心、麦冬心，这样的药大家就不要开了，古人可以开，那个时候有，现在没有人给你抽心，你该用麦冬的时候你就用麦冬，不要用麦冬心了，所以想用薄荷梗你就开薄荷就可以了。这张方大家看一看，虽然把它归在辛温解表法里面，但是它是不是把辛、苦、温、凉混在一块儿了，所以我说这张方是介于辛温解表和辛凉解表之间的。正是这样，对于有些疾病它就特别好用。我在这举一个例子：有一个老病人，两年没有来看病了，这回来看病，我看她跟以前大不一样，她快70岁了。来了以后，看她很疲惫，老头搀着她来的，我说："怎么两年不见你成这个样子了？"她说："哎呀，可别说了，我感冒了两个礼拜，有点咳嗽，头目不清，有点眩晕，还得别人搀着，吃饭也吃不好，有时能吃点，有时不能吃，有时候咳嗽有点痰，稍微动一动额头上就出汗。"她吓坏了，因为这个岁数了，怎么也不好，老躺着不愿意坐着。于是就到医院去做了一个全面的检查，说这辈子都没做过这么多的检查。做完检查以后，人家说没什么问题，就是有问题也和她现在的病情不相干，就弄得她很不满意。后来她想起来咱何不找个中医看看，去找宋大夫。因为她老头也在我这看病，她就来了，两人都过来，我们老朋友相见啊，她说："哎呀，我是不是有癌症了？"她特别害怕有肺癌。我说："你都检查过肺部了，没有癌症。你这是外邪袭表，袭于肺，还是在上焦，偏一点中焦，但是这个病并没有入于阴，还是个感冒。"邪气没有被驱散，她也吃了很多药，温的、凉的、补的什么都吃了，但是都没击中要害。我给她开了个什么方呢——就是以微辛轻解法为基础，加了淡豆豉、连翘，基本上就是这些。为什么加淡豆豉呢——解表的力量强，又加了桔梗，还加了一点神曲，开了五付药。后来她专门过来说"你开那药简直是太神奇了。"这五付药不到一百块钱，第一付吃完以后，全身就轻松了，她觉得身上有汗，但只是潮乎乎的一点汗也看不见，就想吃饭。吃了三付药以后，她说不用吃那两付药了，完全都好了。

我们所谓的外感病，它是因邪而致病。因为有邪气才妨碍正气地发挥，把邪气去掉，正气自然就能恢复。咳嗽是我们冬春季节常见的，雷少逸用辛温药是很小心的。雷少逸有一则过用温药他给治好的一个医案：章某，患春温时病，医不识而谓伤寒，用荆、防、羌、独等，一剂得汗热退，次剂罔灵，热势如狂，大渴引饮。更医治之，谓火证，予三黄解毒，不但热不平，更变神昏肢搐。少逸诊之，脉有力，苔黄无津，此为过汗化燥，又苦寒遏邪热，致热闭心包，肝风内动，以羚角钩藤剂救急，又以沙参、鲜地等养阴，津回而愈。我在这就不具体讲了，就是过用了温药，然后又有苦寒遏邪，这个热始终出不来。

辛凉解表

（一）雷氏辛凉解表法

第二类治法是辛凉解表，大家也很熟悉这个治法。"温邪上受，首先犯肺"，这是叶天士所讲的。辛凉解表法在《时病论》中主要用于两个方面，一是风热病邪袭肺闭表引起的咳嗽，二是暑热病邪引起的咳嗽。暑和火是同类词，暑就是火，风、寒、暑、湿、燥、火放在一块实际上是五个邪气，暑化火然后灼伤了肺金，肺失去降气之能，导致咳嗽。风热病邪引起的咳嗽多见于冬春季节的时病中。暑热病邪引起的咳嗽则专门在夏季出现，所以又叫暑咳[1]，因为暑邪是

[1]

《时病论》卷四："暑咳之为病，独在暑月也。良由暑热下逼，先伤乎上，夫五脏之位，惟肺最高，为诸脏之华盖，暑热袭之，肺经先病者，固无论矣。"

季节性很强的邪气，如果过了暑季，就不能叫暑病，只有暑季出现的咳嗽才能叫暑咳。代表方是雷氏辛凉解表法（薄荷、蝉蜕、前胡、淡豆豉、瓜蒌壳、牛蒡子），也是六个药，口渴可以加花粉。这个方的组成药物也都是非常轻清的，为什么治咳嗽要用这些轻清药呢？这里要好好考虑一下肺是什么样的脏器，因为咳嗽与肺是关系最密切的。雷少逸讲"肺为娇脏，寒热皆所不宜"，这里的"寒热"是指过寒过热，过寒就闭肺了，过热就灼金了，所以肺药的使用要着重开肺气就是用轻清之品。我们先来看冬春季风热病邪引起的咳嗽，或因肺气虚，体表疏而直接感受风热病邪。风温的病因就是风热病邪。如果冬不藏精，摄生不慎，邪伏少阴而不即发，到第二年春天，加感外寒而发，即由时令之邪诱发，这是春温；或冬应寒而反温，非其时有其气，人感之即病，这是冬温。这些温病中都可以有咳嗽，因为肺气不宣，卫表被闭。同时可以见到下面这些症状：不恶寒反恶热，头痛有汗，口渴，或咽痛，或胸痛、胸闷，这是风热病邪为病，温邪窜入肺经，肺失宣降，它和风寒病邪为病是不一样的。辛凉解表法可以加连翘、象贝来化痰，口渴可以加芦根、花粉，具体用哪些药在于你中药学得怎么样，也在于你的临床经验。雷少逸的辛凉解表法是一个基础用药，在这个基础用药上视情况而灵活使用。说到辛凉解表法，大家不由得想起了辛凉平剂银翘散、辛凉轻剂桑菊饮，这两张方也是辛凉剂的代表方，它们使用的时候也需要加减。在《温病条辨》中每个方子的加减都有很详细的内容，但临床使用远远不止这些。如果有咳嗽的话，银翘散可以加杏仁、前胡。桑菊饮本来就是治疗风热咳嗽的，《温病条辨》说"但咳身不甚热"。如果气粗似喘，或者是已经出现喘了，可以加石膏、知母，肺胃两清，取白虎汤之意，既能清肺热，也能清阳明之热。《时病论》中雷氏也选取了别人的一些方，比如银翘散。

（二）雷氏清宣金脏法

第二张代表方雷氏清宣金脏法（牛蒡子、川贝、马兜铃、杏仁、瓜蒌皮、桔梗、桑叶、枇杷叶）。这张方我们温病学教材里有，大家学到暑温这章的时候就能看到。入夏时对于一些有热象的，有热邪的，可以加滑石、甘草，这其实是一个应季的方，即六一散。雷氏清宣金脏法里有一对配伍我要说一下，就是桑叶和枇杷叶。桑叶平肝，肝是左升的，但是左升得太过，就会影响肺的右降不足，所以用桑叶和枇杷叶把左升右降合到一块，这一对药也是雷少逸常用的止咳药。除了前面讲的风热病邪之外，到了暑季，火旺克金，应当清热宣气以保金脏，金脏就是肺脏。暑咳之病，独在暑月，其他季节的咳，即使症状完全一样，也不能叫暑咳，因为季节不对。五脏之位，唯肺最高，这也是肺最容易受邪的原因；暑热下逼，先伤乎上，当然最上边的最先受邪，且暑中有火，火未有不克金者，这也是为什么暑季我们用雷氏清宣金脏法要用这些药。暑咳之证症见身热口渴，胸闷胁痛，咳逆乏痰（这里要注意，如果痰多雷氏清宣金脏法就不能用了），脉濡

[1]

《时病论》卷四："如痰多者，不因暑而因湿，不名咳而名嗽，不在肺而在脾，不用清而用温。果因痰而致嗽者，宜用加味二陈法治之。倘不细辨，以暑为湿，误用温药，扰动其络，络中血沸，而成吐血之病，然则宜用却暑调元法去东参、半夏，加杏仁、花粉、旱莲、生地治之。大概总宜清暑保金，庶不至蔓延虚损耳。"

滑而数，两寸有力，这说明肺部有邪，用雷氏清宣金脏法加六一散。对于暑季的咳嗽，雷少逸除了加用六一散外，还常常加茯苓和通草。治暑不离湿，所以我们治疗一些湿病往往不离通草、杏仁、苡仁、豆蔻，我还经常用些茯苓，这都是时令的用药。雷少逸在暑咳中还特别谈到，如果痰多者不因暑而因湿[1]，因为"暑必夹湿"，"暑多夹湿"，要注意暑夹湿的问题，不名"咳"而名"嗽"，痰多了就是"嗽"，不在肺而在脾，不在清而在温，这就不能用雷氏清宣金脏法了，而要用加味二陈法（二陈汤加生薏苡仁、杏仁）。加味二陈法在秋季咳嗽中我们还要讲到。二陈汤大家都知道，有化痰的作用，加上苡仁、杏仁干什么呢——开肺气、祛湿。说到这儿，我顺便讲讲"疰夏病"，也叫"苦夏"。夏天这种病人很多。多发于春夏之交，多见于小儿。天热的时候头晕，没劲儿，一动就出汗，食少，体重也一个劲地下降，哈欠频频，心烦汗多，睡觉也睡不好。那么如果有久咳，那就肺肾两亏。以上这些症状——眩晕头痛，身疲脚软，身热食少，哈欠频频，心烦汗多，是哪个脏虚呢——夏季火热之邪，对应的是心，所以主要是心肺气虚；如果有久咳，有咳嗽，那就是心肺肾。

因为时间关系，雷氏金水相生法在这儿就不讲了。它就是雷氏金水相生法和加味二陈法治疗的咳嗽也发生在夏季，但不是清宣金脏法治的那种咳嗽，我们不要混淆了，不要用错了这个方。热病用药，不宜过凉，如果过用寒凉也会引起严重的后果。肺经用药，轻可去实，宣可去壅，这是十剂[1]里的。

我们来看看赵绍琴的一过用寒凉伤脾案：七旬老妇，发热恶寒，咳嗽痰鸣，治疗用了大量抗生素，并金银花、连翘、大青叶、板蓝根、知母、牛蒡子等，病不减，利下稀水，神糊。此为寒凉伤脾阳，邪气内陷，须急予温解寒凝，使内闭之邪仍从肺卫而去，药用荆芥炭、苏叶、陈皮、茯苓、葛根、防风、灶心土、黄连、木香，得以挽回。

《时病论》中也有一个这样的案例——暑热过服大寒致变案：吴某患暑温半月余，前医认证无误，惜过用寒凉，邪深陷于里，致身热如火，四末如冰。再诊按热厥治，原方加膏、知、犀等，病益剧。雷丰接治，脉举之不应指，沉取滑数，此为寒邪在外在上，暑气在里在下，暂当热药破其寒凉，得手足转温，再以清凉养阴收功。用大顺散（干姜、肉桂、杏仁、甘草）加附子、老蔻，手足转温而身热，继用清凉透邪法（芦根、石膏、连翘、竹叶、淡豆豉、绿豆衣）。

这个病案讲的就是有一个人得了暑温，已经发热半个月了，之前的医生诊断没错，但是过用了寒凉药，邪气深陷于里，这时候出现身热如火，四末如

[1]
"十剂"之说始于北齐徐之才，原是对药物按功用进行归类的一种方法，如《本草纲目·序例》引《药对》曰："药有宣、通、补、泄、轻、重、涩、滑、燥、湿十种"，"宣可去壅""通可去滞""补可去弱""泄可去闭""轻可去实""重可镇怯""涩可固脱""滑可去著""燥可去湿""湿可去燥"。

冰，出现了热厥证。什么叫厥呢——阴阳之气不相顺接。后来换了一个医生按热厥治，又用了很多的寒凉药，患者病情加重。雷丰接治，脉沉取滑数，举之不应指，如果脉沉取也没有力了，这个人就完了，就是元气大散。现在沉取还是有力的，此为寒邪在外在上，暑气在里在下。如果是我来接诊这样一个病人，我是不敢下药的，你用药稍微寒一点不行，稍微热一点也不行不能有一点错，用错了这个人就完了，这才是真正考验我们医术的时候。雷少逸治疗这个患者用热药破其寒凉，得手足转温，然后再清凉养阴收功。大顺散，大顺散是个夏天用的温热药，在《温病条辨》中有。因患者有脾肾阳虚，加附子、老蔻，手足就转温了。这时如果身热，你再来清热。清凉透邪法也是雷少逸的方。这说明什么呢——雷少逸对于温燥药和寒凉药的使用都是非常谨慎的，其中重要的一点就是不过用。

———

燥湿化痰止咳

第三种治法是燥湿化痰止嗽法。这时痰比较多，指的是秋冬季节的咳嗽。秋冬季节咳嗽多发，《内经》有"秋伤于湿，冬生咳嗽"，但是六气均能致咳，不独湿气。燥邪是属阴还是属阳这个问题历来就有争议，喻嘉言怀疑《内经》可能写错了，或者是后人传抄错了，"秋伤于湿"应该是"秋伤于燥"。这样秋季咳嗽就有伤于湿、伤于燥两种说法。雷少逸谁也不得罪，他来了一个折中，他说《内经》的"湿"是在立秋、处暑、白露湿气主令之时，喻氏之"燥"在秋分、寒露、霜降燥气主令之时，所以燥邪为病就有了燥与湿、温与凉之不同。他这个解释也是非常合理的。

（一）雷氏苦温平燥法

下面我们讲两个方。第一个是雷氏苦温平燥法（杏仁、陈皮、苏叶、荆芥穗、桂枝、白芍、前胡、桔梗）。这个里头一系列的药是不是和吴鞠通的杏苏散很相似？他俩谁参考谁的呢？估计是后头的参考前头的。雷氏苦温平燥法治疗燥气袭表，头微痛，恶寒无汗，鼻塞咳嗽，这是外感咳嗽证的表现，现在来讲是上呼吸道感染或者支气管炎。橘、杏、苏、荆，苦温解在表之燥气，它有没有辛温解表的作用啊——有；桂枝、白芍，这是遵照《内经》的"燥淫所胜，平以苦温，佐以酸辛"；前胡、桔梗是宣肺。这里头讲到了"燥之胜气化火"，大家知道什么叫胜气和复气吗？这就是关于燥邪的一些理论。燥之胜气就是燥的本气，燥的本气是凉，燥之胜气如果化火就变成温了，成了温燥。表现为热渴有汗，咽喉作痛，就要把这些辛温药、解表药去掉，加元参、麦冬、牛蒡、象贝等。于是在咱们的教材上就出现了杏苏散和清燥救肺汤这两类治咳嗽的方子。两种不同类型的方子都能治咳嗽，这是有理论支持的。雷少逸言感燥之胜气方，应当以苦温为主治之；燥之胜气化火则为复气——复气是什么？报复之气，复仇之气，跟燥气相对的——减苦温而加甘寒。胜气、复气之说我们可以在吴鞠通的《论秋燥》这一篇有。胜气就是本气，本气就是原来的特性，叫正化；复气是标气，对化，和胜气是相对的。燥的胜气为凉，所以燥的胜气引起的咳嗽，就是凉燥，表现为头微痛，畏寒咳嗽，无汗鼻塞，治疗就用前面说的雷氏苦温平燥法。为了进一步说明燥的胜气和复气，我们举雷少逸在《时病论》"备用成方"中选的两个方子。这不是他的方，一个是《温病条辨》的杏苏散方（苏叶、半夏、茯苓、前胡、桔梗、枳壳、甘草、生姜、大枣、杏仁、橘皮），这个和刚才的苦温平燥法有点相似，是雷氏苦温平燥法的同类方。但是它的化痰力量强，治燥之胜气，也就是外感凉燥导致的咳嗽，是治疗秋冬季节咳嗽的一个要方希望大家能把它记住，治咳嗽非常灵。还有一个，是《医门法律》的清燥救肺汤（麦冬、阿胶、杏仁、麻仁、桑叶、枇杷叶、人参、甘草、石膏），这张方在温病学的教材上也有。它是清燥润肺，治燥之复气的方，燥之复气是指温燥引起的咳嗽，这个病机还包含一定的化火伤阴，气阴两伤，但主要是伤阴，所以人参的量用得很少，才用了几分。症见头身痛，身热，干咳无痰，气逆而喘，咽喉干燥。痰多的病人绝对不能用。燥气如果化火，损伤了肺络，痰里头带血丝，雷少逸又有一个方叫清金宁络法（麦冬、玉竹、沙参、元参、生地、旱莲、草桑叶），这几个药的用意要理解。麦冬、玉竹、元参甘寒，另外一些药是凉血止血，哪个是凉血的？生地。哪个止血呢？

旱莲草。以上这些就是治燥的复气化火方。

（二）雷氏加味二陈法

第二张方是雷氏加味二陈法（茯苓、陈皮、半夏、生甘草、生薏苡仁、杏仁、生姜、饴糖）。前面咱们在暑咳中谈到了加味二陈法，就是二陈汤加薏苡仁、杏仁、生姜、饴糖。二陈汤燥湿化痰，薏苡仁助茯苓去湿，杏仁助陈皮利气，生姜助半夏消痰，饴糖助甘草和中，都是用在关键的点上。如果恶寒发热加苏梗、前胡，气喘加旋覆、苏子，此方的使用关键就在于加味。因痰而致嗽名痰嗽，就不叫咳了，所以咳嗽实际上是两个症。雷氏说，立秋后秋分前先伤于湿，湿气踞脾，酿久成痰，痰袭于肺，气分壅塞，至冬稍感寒气，渐入于肺，肺气上逆，痰随气逆而成痰嗽，就是由湿邪逐渐变成痰，所以痰特别多，这样最终变成痰嗽。这时就要用加味二陈法治之。苦温平燥法和加味二陈法的区别：一重在痰——苦温平燥法，一重在湿——加味二陈法；一重在肺——苦温平燥法，一重在脾——加味二陈法。这二者治疗的疾病是不一样的，痰嗽属伏气之病，是由湿逐渐化来的。从外观上来看，它也比湿要浓稠，"盖由风、寒、暑、湿潜伏者，固宜透发，惟此则不然。当知湿气未成痰之先，可以透发"，所以可以用苦温平燥法，用杏苏散；"既成痰之后，焉能向外而解耶？"这就是要用加味二陈法的道理。

治女子经孕期时病咳嗽

第四个我想给大家讲讲雷少逸治疗女子时病的一些验案。《时病论》全书一共是八卷 87 则验案，其中我们选了两个经孕期时病咳嗽的案例，对于后学者很有启发和示范意义。我在临床上就经常遇到孕妇来我这儿治病，她说我去找别的医生人家不给我治，说你去找别人吧，你怀孕了我们不敢治，为什么呢？怕担责任，也是心里没底。

第一例是冬温发热咳嗽恰逢天癸至：室女经水素不调，一月两期，忽患冬温发热咳嗽，胸闷喉痛，天癸又至，如用芩、连、栀以却其温则碍经事，用归、芍、艾调经则碍温气。细推其证，口不渴，邪在肺而不在胃，腹不痛，因热而不因寒。古人虽说室女莫重于调经，然今温邪告急，不得不先治其标。用清肺之方治上不妨下：牛蒡、象贝、桔梗、射干、桑叶、薄荷、萎皮、杏仁、青果，三剂热退，咳衰大半，但腹内转疼，原方加香附、泽兰告愈。

这个病案讲有一个女孩，经水素不调，一个月来两次。忽然冬温发热咳嗽，胸闷喉痛，这个时候恰逢天癸至。这时治疗就有矛盾了，我们知道月经来的时候是不能用寒凉药物的，像芩、连、栀子这些比较寒凉的药物，会让月经不止，或者是干脆就中断了；用归、芍、艾这些比较温经的药又妨碍温气，病人本身已经外感温邪。我们看雷少逸的辨证逻辑——口不渴，虽在肺而不在胃，胃就比肺要深了一层；腹不痛，因热而不因寒，如果是因寒邪而病，患者又在行经期，就要腹痛了。古人虽说室女莫重于调经，然今温邪告急——标本缓急，谁急啊？当然是外感发热急，不得不先治其标。要先治其标，用清肺之方治上不妨下，你就不要妨碍她的月经。牛蒡、象贝、桔梗、射干、桑叶、薄荷、菱皮、杏仁、青果，我们看一看哪个不是治上不碍中下，尽量不影响病人的血分，就在肺气这一块治疗。三剂热退，咳衰大半，但是腹内转疼，这时候血分"说话"了，"还有我呢，我这还有不舒服呢"，加香附、泽兰这两个药，也没有大温，也没有大寒，后来逐渐就平复了。

第二例是孕七月咳嗽音嘶：女子孕七月咳嗽音嘶，前医贸然诊为子瘖，竟忘却《内经》"妇人重身，九月而瘖"，外方庞杂而罔效。丰诊其脉弦滑，斯时肺经司胎，咳逆声哑，为肺金被燥气所侵，用辛凉解表法去蝉衣、豆豉，加桑叶菊花，橄榄为引，三剂声扬咳止。

这个病案讲的是女子怀孕七个月声音嘶哑，前医贸然诊为"子瘖"（怀孕中有的女子突然声音嘶哑），竟忘了《内经》中讲的"妇人重身，九月而瘖"，九个月声音哑的才叫子瘖，七个月声音哑的能叫子瘖吗？所以之前的医生处方不管用。雷丰诊其脉弦滑，斯时肺经司胎，是因妊娠妨碍到肺经而造成了声音嘶哑，治疗要从肺经着手，所以你看用的这些药，都是轻描淡写之剂。

　　雷氏的治法我们就介绍上面四种。总结一下，雷少逸治疗四时咳嗽用药仅40余味，而且这40余味都是轻灵活泼的药，春夏秋冬四时，风寒暑湿燥火六淫皆包含于内，辛温解表法针对风寒袭表，辛凉解表法针对风热袭表，清宣金脏法针对暑邪，苦温平燥法针对燥邪，以上皆可作为四时外感咳嗽的用药指南。这话一点不夸张，确实是指南。指南是什么呢？就是你可以以它为基础，但具体到临床上要有灵活性。雷少逸在用药上也很有特色。首重开肺气，肺气畅则邪不能留，不管是新感之邪还是伏气之邪。常用的开肺气药有桔梗、杏仁、前胡、瓜蒌皮，属风热者配牛蒡、薄荷，属风寒者配陈皮、豆豉。对于伏气的咳嗽，注意透邪外出，这些药也照样用，常用薄荷、淡豆豉、大豆卷、橘红。夏暑咳嗽，常兼用六一散、通草、茯苓，还可以再用一些时令的药，即"兼用通、苓，意在渗湿耳"。因为"暑多挟湿""暑必挟湿"，我觉得这两句话哪句话都不错，都是说明治暑邪的时候不要忘了治湿。在配伍上，他也有自己的特点，淡豆豉配葱白，好多人都喜欢这个。这个配伍是《肘后备急方》的方，代麻黄，因为麻黄太厉害，有的人不能用，就用淡豆豉配葱白，祛寒邪又不使之发汗太过。牛蒡子配瓜蒌壳，宣降结合，一个是宣肺气，一个是降肺气，气机调畅则咳止。桑叶配枇杷叶，刚才咱们也讲过了，治肺被暑灼，特别是夏季的咳嗽，要考虑到暑为火邪，火未有不克金者，所以桑叶平肝勿令左升太过，枇杷叶降肺使其顺利下降，这样来治咳嗽。

《时病论》治咳方除雷氏自拟方外，在每一章后头都有"备用成方"载有众医家治咳方，包括我们比较熟悉的银翘散、麻杏甘石汤、杏苏散、清燥救肺汤、二陈汤、景岳六安煎等治咳名方。《时病论》是非常实用的一本书。我们在这儿仅仅只讲了治咳嗽，对于治疗其他疾病这本书也是很实用的，值得我们好好地研究和学习。

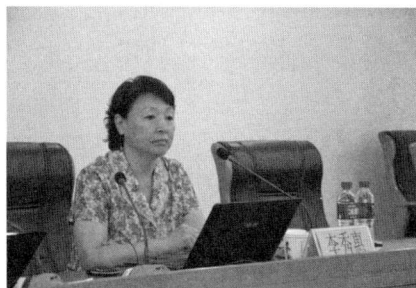

手足口病的临床诊治

李秀惠

李秀惠，1960年生。首都医科大学附属北京佑安医院中西医结合中心主任，主任医师、教授、博士生导师。北京市中西医结合传染病研究所副所长，卫生部重点专科（中医肝病）主任，国家中医药管理局传染病专家组专家，国家中医传染病重点学科学科带头人。中华医学会感染病分会、艾滋病分会副主任委员，中国中西医结合学会传染病分会副主任委员。国家级名老中医钱英教授学术继承人。获得科研成果奖6项。荣获北京市首届群众喜爱青年名中医称号。

今天非常高兴能在这里跟大家来共同讨论关于温病方面的一些工作心得。我到这里的时候正好是聂惠民老师在讲，聂老师是我上大学的老师，我也是北京中医药大学毕业的，今天能听她再讲温病，特别她的治验部分，我还是非常有感触的。宋乃光老师从温病的角度来讲四时的咳嗽。《时病论》我家里也有小小一本，也是上学的时候买的，但也好长时间没有看过了。今天宋老师把《时病论》当中关于咳嗽的这部分从头到尾讲了一下，对我也是非常大的一个启发。临床工作30多年，我们可能已经形成了很多固定的思维模式，包括对一些疾病的认识，但是，就知常达变这部分我们确实还需要再不断地从理论上学习，然后再到临床上检验推广。所以今天对我来讲也是一个非常好的学习机会。

病原学及流行概况

今天给大家讲的主要是关于手足口病。大家知道今年北京手足口病流行的形势是很严峻的，和去年同期相比较，比去年增加了近3倍的病例。所以我想有必要跟大家先从病原学这部分来探讨一下手足口病到底是如何产生的，这样大家在临床上看到手足口病的时候，对它的整个概况会有比较全面的认识。手足口病是一个发热出疹类的传染病，是由肠道病毒引起的，重症病例多是肠道病毒71型（EV71）感染，柯萨奇16也有一部分，病情凶险，病死率高。多发于学龄前儿童，尤以3岁以下多发。主要临床表现以发热，手、足、口腔等部位皮疹或疱疹为特征。重症病例可以有两个方面的表现，一个是脑炎的表现，一个是肺部的表现，可以出现脑炎、脑脊髓炎、脑膜炎、肺水肿、循环衰竭等。从病原来讲，是肠道病毒。人类的肠道病毒有72型，如早期像引起小儿麻痹症的脊髓灰质炎病毒，一共有3型；柯萨奇病毒A群大家很熟悉，一共有23型，柯萨奇病毒B群一共有6型；埃可病毒也是肠道病毒，一共有30亚型；还有肠病毒68、69、70、71。肠病毒72型感染主要是出现黄疸和转氨酶高的表现，所以72型最后命名叫甲型肝炎病毒，它就归属到甲型肝炎那组。因此现在我们一般认为肠道病毒一共有71型。肠病毒71型感染主要是出现发热和皮疹的表现，EV71 型病毒感染导致的重症手足口病死亡率很高。EV71 型的基因分型有 A、B、C 型，在我国目前流行的是 C4 亚型。为什么在我们国家发生 EV71 病毒感染会造成患者的高死亡率而在国外其他地区的感染死亡率比较低？可能与病毒的基因分型和亚型有关系。我目前也在做 EV71 病毒基因序列的分型和病型的相关研究。EV71 的感染有点像脊髓灰质炎，所以最开始我们很担心在感染的这组手足口病患者当中会出现类似脊髓灰质炎后遗症那样的情况。但是从这几年我们的临床观察来看，EV71 病毒感染致病的患者当中很少有上下肢体的运动障碍这样的后遗症。

手足口病并不是近年才开始流行的，它很早就有。1957年在新西兰首先报道了这个病。1958 年分离出肠道病毒中的柯萨奇病毒，主要是柯萨奇 16 型。1959 年才正式命名为叫手足口病。我们国家在 1998 年把它列入《中华人民共和国传染病防治法》后，专家们一直在讨论，认为把它叫作"手足口病"不合适，因为除了手、足、口以外，它还有脑部的症状，还有肺部的症状，还有一些肝脏的损伤，单一的"手足口"不能全面概括这个疾病，但是依照国际惯例，我们在《传染病防治法》中还是使用了这个病名。1981 年我们国家首次出现对手足口病的报道。实际上它在全球流行起来也是近些年，流行的趋势非常猛，美国、亚洲、欧洲，以及我国台湾地区，都出现了手足口病的大流行。特别是 EV71 在近十几年的流行导致了较高的患儿死亡率，引起了各国政府的重视。

在我国，EV71 的流行是从 1987 年在湖北开始的。既然 1987 年就有手足口病的流行，为什么到 1998 年才把它列入《中华人民共和国传染病防治法》呢？因为一开始这个病被视为儿科疾病，虽然有传染性，但是没有那么高的死亡率。1998 年在安徽的阜阳地区出现了大批患儿的死亡，卫生部认为它是一个新的能导致流行的儿科传染病，就把它纳入了《中华人民共和国传染病防治法》，从传染病的角度进行防治。近几年各地报道的手足口病病例越来越多，是因为 2008 年 5 月 2 日起它被列入法定传染病报告病种。从 2008 年到 2013 年，手足口病发病的整体趋势在 2012 年达到了高峰，在 2013 年有所下降。从这些年的数据中也可以看到，手足口病的发病率每年在丙类传染病中占第一位，每年都有 100 多万的患者，它的死亡率在丙类传染病中也占第一位。从疫情上来讲，2012 年、2013 年都是这样，重症患者在总的病例数中所占比例也比较高。从地区上看，广东、广西是高发区，这两个省 2011 年、2012 年、2013 年一直都在发病上占据前几位，死亡病例在他们那儿也比较多。为什么在我们国家的三十几个省当中这几个省发病率那么高呢？CDC 也做了一个分析，比如说从纬度上来看，30°以下的这些地区，它的双峰就是每年的 5 月份一个高峰，9 月份一个高峰，双峰比较明显，而在 40°以上的这些地区，它就是一个低峰的，没有双峰的这样一个趋势，那么我们看我们国家在北纬 30°以下的，像重庆、武汉、杭州、广州、海口等等，所以从纬度来讲恰好是在一个高发的区域。比如拉萨，它也是纬度30°以下这个区域，但因为拉萨海拔很高，它的发病率就很少，所以除纬度以外还有别的因素，如人口的密度，人口密度越高，发病率越高；温度也有关系，温度越高的地区，发病率越高；相对湿度高的地区，像两广，夏天湿度比较高，发病率也会相对高；还有风速，风速越小，发病率越高，因为空气的流动不够。所以在自然的条件下，所处的纬度、人口密度、湿度和温度、风速都是对手足口病有影响的，从而造成了在我们国家的某些特定区域是高发区，重点的防控也是在这些高发区。

临床表现与诊治

在卫生部颁布的《手足口病诊疗指南（2012年版）》中，手足口病的分类有普通型和重型。手足口病普通型在手、足、口和臀部等部位可以出现皮疹，可以伴或不伴发热，多数患者会有轻度的发热。重症主要是出现神经系统受累的情况，危重症则是出现神经系统受累，还累及呼吸系统、循环系统，甚至出现昏迷和脑疝。普通型的几乎是没有死亡的，重症的发展到危重症的患者会出现死亡。这个病是有潜伏期的，几乎所有的传染病都有潜伏期，手足口病的潜伏期大概是2～7天，也有说2～5天的，是个短潜伏期。全国每年有100多万的患者，其中隐性感染者占99%，可想而知感染病毒而没有发病的人有多少，所以预防是重点。但是我们国家现在没有研制出疫苗，所以现在对于感染的预防还不像有疫苗的传染病那样便于控制。所以隐性感染和显性感染患者的数字居高不下。

普通型患者的临床表现以发热，口、皮肤的丘疱疹为主，也有人伴有食欲不振、腹痛和腹泻等，有不到10%的患者表现以疱疹性咽峡炎为主，上颚出现皮疱疹和溃疡。我们可以想象，如果这个孩子在短期内口腔起了这么多的疱疹和溃疡，那么他还能进食么？由于3岁以下的患儿进水、进流食都会哭闹，所以对于这些患儿，怎么能够让他皮疱疹尽快地恢复，是我们治疗当中要解决的首要问题。重症的患者有神经系统的表现，如果这孩子你接诊的时候，他有嗜睡，有易惊和惊跳，稍微有一点动静，手足就有惊跳的感觉，或者有肢体的抖动，那么他就有可能是要发展到危重症，这是临床当中特别值得关注的问题。如果发现患者有脑膜刺激征了，那这个病人肯定是重症。所以我们一会儿要详细讲重症怎么判断，尽量减少重症和危重症的发生。

EV71感染以后，对神经系统的损伤是多方位的，可以有脊柱的损伤，可以有脊髓型、脑膜型、脑干型、小脑型，不同部位的损伤，临床表现不一样，比如说脊髓型，可以是单侧或者是双侧的肢体，肢体以软瘫、无力为主，腱反射可以消失。比如一个患儿，我们把他的右手放到他肚子上以后，那只手自己放不回去。脊髓型的患者，虽然有肢体运动的障碍，但多数可以恢复，一般 1~3 个月，最长不超过 6 个月的时间，是可以恢复正常的。伴有脑膜脑炎的患者会有持续的高热、嗜睡、昏迷等，这组人群突出的特点是颅压很高，会有头痛、喷射性呕吐、脑膜刺激征阳性等。因为是脑膜脑炎型，在硬脑膜、蛛网膜或软脑膜的任何部位，都可能会出现相关的症状。脑干脑炎型，就是我们平常叫大脑炎的这种类型，可以有中脑、脑桥和延髓的一些病变，损伤后也可以有肢体的瘫痪，但是以肢体的肌张力高、肌反射亢进为主，与脊髓型的软瘫是有区别的，那么这组人群也可以引起呼吸衰竭、循环衰竭，甚至可以出现脑疝导致死亡。如果是小脑的损伤，它的特点是患儿枕后有剧烈的疼痛，伴有眩晕、呕吐等，有的患者可能有构音障碍[1]，或者有吞咽困难、步态不稳等。这些都是神经损伤不同部位所致的不同表现。除此之外，神经源性肺水肿也是造成高死亡率的最主要的原因之一，患儿可以突然出现呼吸困难、鼻翼扇动、三凹征[2]等，早期可以出现分泌物的增加，后期可以有粉红色泡沫痰，可以见到气管插管中流出粉红色的液体，这种情况也比较严重。

　　在临床上普通型、重症的区分和什么有关系呢？首先与症状表现有关，普通型相对轻，重症的相对要重一些。另外和病毒有关，柯萨奇病毒感染的总体症

[1]

构音障碍（dysarthria）是指由于神经病变，与言语有关的肌肉麻痹、收缩力减弱或运动不协调所致的言语障碍。强调呼吸、共鸣、发音和韵律方面的变化，从大脑到肌肉本身的病变都可引起言语症状。

[2]

三凹征指吸气时胸骨上窝、锁骨上窝、肋间隙出现明显凹陷，提示吸气性呼吸困难。常见于喉部、气管、大支气管的狭窄与阻塞。

状是比较轻的，EV71 感染的较重。91% 的死亡率都和 EV71 有关，重症的存活患者当中，83% 和 EV71 有关，普通型只有 51% 与 EV71 有关。可见 EV71 感染是出现重症的非常重要的原因。2010 年卫生部组织专家对 EV71 感染的患者专门制定了一个指导意见，以补充 2009 年卫生部颁布的《手足口病诊疗指南》。我们把 EV71 感染导致的手足口病按照 WHO 的感染指南分为五期，第一期相当于手足口病出疹期，就是刚才讲的普通型；第二期是神经系统的受累期，相当于刚才讲的重型；第三期是心肺功能受累的前期，相当于危重型的早期；第四期是心肺功能的衰竭期，相当于危重型；第五期是恢复期。治疗的重点在心肺功能衰竭前期，牢牢把握住这期治疗的一些关键问题来进行治疗。第一期的绝大多数患者都是可以治愈的。第二期有神经系统的病变，多在病程的第 5 天出现，这个时候一定要监测患者的生命体征，要注意患者易惊和惊跳发生的频率。第三期在心肺功能衰竭前期，一定要注意患者呼吸的频率，我们可以通过这个更简单更直观地来判断他有没有发展到心肺功能衰竭期。第四期是心肺功能衰竭期，早期给予机械通气可能是能否抢救成功的关键一环。第五期恢复期的时候，像肢体功能障碍的恢复需要很长的时间。

重症的患者是我们治疗的关键，怎么去早期识别呢？首先就是 3 岁以下的孩子，持续高热，体温大于 39℃，而且 2 ~ 3 天不退，给常规的退热药也退不下来，另外还有些神经系统的表现，比如易惊、惊跳、呕吐、抽搐等，呼吸系统的异常表现在呼吸增快，甚至节律不稳，循环系统则表现在心率增快，血压升高，或者是休克。在实验室检查当中，如果一个初诊的患者，白细胞计数大于 $15 \times 10^9/L$、血糖升高（ > 8.3mmol/L），有以上这些症状、体征、实验室检查指标，就可以初步判断是重症患者。重症患者如果我们没有条件救治一定要迅速地转到上级医院，这样能给上级医院的治疗留出更多的时间。重症死亡的原因主要还是肺水肿、出血、顽固性休克以及脑疝，死亡的平均年龄是 1.5 岁，这是我们医院的资料，所以我们收到的病人，年龄越小，我们会越担心。EV71 感染占实验室确诊死亡病例的 96.43%，所以 EV71 的感染导致死亡是最主要的。

从年龄分布上看，3 岁以下的死亡病例占总死亡人数的94.15%，所以对于儿童的感染应该特别重视。临床分型和地区也有关系，病毒的流行有这样的特点，它不断地在一些地区进行循环，或者出现一些新地区的感染，我们国家主要是在潮湿、湿热的南方。死亡病例从发病到死亡的间隔时间，中国疾病预防控制中心的资料平均是 3 天，87% 的死亡病例发病到死亡的时间是 5 天。可见手足口病死亡的时间是非常短的。从诊断到死亡就这么几天，如果患者是从村里诊断，再到县里抢救，然后再到省级的儿童医院或传染病医院，3 ~ 5 天的时间就已经过去了，到我们医院的时候，患者已经是危重症了，就要进 ICU，就要气管插管，还不一定能救得活。所以我们在全国推行手足口病诊疗方案的时候，要求大家一定要对重症的危险性心里有数，及时转诊病人。实验室检查我们刚才讲了，白细胞可以是正常或者是偏低的，只有重症患者白细胞才有明显的升高。另外重症患者会有肝脏、心脏的一些损伤，表现在相应的酶增高，脑脊液改变是病毒性脑炎的特点。所以重症病人要监测血糖、白细胞、C反应蛋白，另外病原学检查要用咽拭子，既方便也准确，粪便、血也可作病毒的分离。对于重症的患者来说，病理上在脑干、肺部、心肌、肠道和全身的血管、淋巴等都可以看到它的损伤，是多脏器的损害。从诊断上来讲，因为患儿的首诊很少能够到传染病医院，也很少到北京儿童医院，都是在郊区，或者更基层的医院进行首诊，所以基层大夫一定要对它的典型表现进行全面了解，并且能够快速判断它的重症倾向。轻的病人可以留在自己手里治疗，2～5天就可以治好，重的病人要迅速转到上级医院，争取给上级医院的治疗多留下一点时间。从治疗上来讲，西医方面口腔护理比较重要，给予物理降温，小孩一定注意禁用阿司匹林之类的解热退烧药，可以用苯巴比妥或者地西泮等镇静安神的药物。体液疗法对于重症患者是非常重要的，特别是降颅内压。心肺功能衰竭等不作为我今天讲授的重点，伴有脑水肿或肺水肿的患者，需要进行脱水的治疗，对于一些有循环障碍的患儿，要用血管活性药物。

中医诊治方案

下面我想给大家重点讲一下中医对于手足口病的治疗。2009 年，基于全国手足口病的流行，国家设了一个中医药行业专项。其中，手足口病的诊断规律和治疗方案是这个专项的其中一个课题，就想看看手足口病的普通型和重症中医能不能治疗，用什么方法、什么药物可以治疗。因为就现在来讲，无论中医还是西医都没有治疗手足口病的特效药。我们基于行业专项，做了一些相关研究，七个 RCT[1] 的实验，再加上两个队列的实验，整体的病例应该是 6500 多例，通过这样的大数据，我们进一步研究手足口病的临床救治方案到底应该怎么设定。那么我们研究的结果初步表明，手足口病重症的患者，中西医结合治疗是可以救治的。我们在西医治疗的基础上，加用喜炎平注射液[2]，与对照组（只采取西医治疗）对比，可以看到在治疗以后，加用喜炎平注射液的治疗组在患者体温的下降和其他症状的改善上是有优势的。这篇论文发表在美国的《循证医学杂志》上。经过相关的临床研究，我们得到的结论是，对普通型手足口病的治疗中药完全可以单独承担，不需要西药治疗，对于重症患

[1]

随机对照实验（Random-ized Controlled Trial, RCT）。

[2]

组成成分：穿心莲内酯总酯磺化物。清热解毒，止咳止痢。用于支气管炎、扁桃体炎、细菌性痢疾等。

者，单一使用中药不能完全控制疾病，需要中药和西药联合治疗。使用喜炎平或者热毒宁注射液[1]和西药治疗对比，结果是，无论对于降低体温，缓解症状，皮疱疹的消失，易惊、惊跳等神经系统症状的缓解，患者最后进食的改善，都是有效的。临床研究取得了初步的成果，我们继续进行了相关基础研究，动物实验当中也得到了一个佐证，并且找到了相关中药治疗该病的可能作用靶点。

2012 年 5 月，国家的中医手足口病治疗方案依据我们刚才所讲的研究结果做了一些修订。既往我们认为，手足口病属于毒热之邪所致的温病，而根据这几年我们看到的手足口病在温度高、湿度高的地区有更广泛的流行和重症发生率高的特点，所以我们认为它是一个湿热性温病，湿热的特点更多一点。我们原来说热极动风，后来在提出湿热生风的时候我们也进行了讨论。王永炎院士认为手足口病以湿热之邪为主，说湿热生风也是可以的。所以在整个方案当中，依据这样一个理念和观点，进行了修订。对于患儿来讲，还有早治和早防的问题。在 2012 版的治疗方案里，我们对手足口病依据西医的分型（普通型、重症和危重症）来制定中医的治疗。普通型的辨证，是脾肺湿热证，脾主四肢，湿热发于四肢，所以都是皮疱疹，肺通于咽，外邪入侵肺部也是主要病因之一。治疗要

[1]

组成成分：青蒿、金银花、栀子，辅料为聚山梨酯 80。清热，疏风，解毒。用于上呼吸道感染（外感风热证）所致的高热、微恶风寒、头身痛、咳嗽、痰黄等症。

清热解毒，化湿透邪，用的是甘露消毒丹的加减方，成药依据我们课题的研究结果，可以选择金莲清热泡腾片、抗病毒口服液、金振口服液、蓝芩口服液等药物。重症的辨证为湿热动风证，暂时先这么定，将来再制定新版治疗方案的时候还要再斟酌，治疗应该是解毒化湿，息风定惊，用的是清瘟败毒饮合羚羊钩藤汤加减方。在湿热动风证当中，我们把中药灌肠方（酒大黄、生石膏、生薏米、钩藤、天麻、桂枝）放到了治疗方案里面。经过我们的前期研究，灌肠方法是有效的，但是应用时一定要辨病辨证准确，并且用的时间不宜长，因为这个灌肠方总体上石膏和大黄的用量还是偏重。手足口病属于湿热之邪致病，不可过用清热寒凉的药物。危重症的治疗，我们没有直接使用中药的经验，2012 年制定治疗方案的时候定了一个厥脱证，治疗方药是安宫牛黄丸合参附汤或生脉散加减方。生脉散和参附汤在临床上使用的情况是不同的，一个用于阳脱为主，一个用于阴脱为主。手足口病的危重症病情变化非常快，在几个小时内很难准确辨别患者的症状到底是阳脱还是阳阴共脱，所以我们就暂时把合方放在 2012 版的治疗方案里，将来通过临床应用再探索出具体的使用方法。恢复期中医的治疗经验比较丰富，辨证为气阴不足，余邪未尽，大约不到 10% 的病人需要恢复期的治疗，而多数病人治疗 3~5 天以后就完全能够恢复，不需要再有恢复期的治疗。

手足口病当中也有肺热叶焦的问题，因为我们可以看到一些病人气管插管中流出粉红色的液体，在甲流、SARS 中我们也都发现了这样的症状，这种病人最后多数是死亡的。开始的时候出现这种症状的手足口病患者死亡率非常高，后期我们加用了一些药物治疗，特别是现代中药制剂，比如我们课题组用的喜炎平注射液，或者热毒宁注射液，对部分患者还是很有效的。以前肺热叶焦在温病中属于死不治，那是基于当时的医疗条件。我们现在走病、证、治相结合的路，有一些很好的治疗方法可以采用。比如说对普通型的患者，我们认为"喷灌疗法"就可以。因为这种患者口腔疱疹很多，疼痛，口服药物很困难，可以用一些喷的药物，比如福州的金线莲，还有一些现成的，比如双料喉风散也可以。灌就是通过灌肠的方式，快速清泄肠道的郁热，通腑泄热，可以使上焦的病变及时得到缓解。而重症患者，用"喷灌疗法"的效果不是很好，需要中西医结合治疗。在中药治疗手足口病的研究当中，我们推进的是单一的中药治疗，比如说喜炎平、热毒宁、痰热清[1]。实际上我们通过相关的临床实验发现，两个药联合使用的效果更好。比如热毒宁对于 EV71 病毒的抑制很好，而痰热清对于临床症状的改善很好，但它在实验当中对于病毒的抑制并不是很好。两个药联合在一起使用，既能够抑制病毒，起到祛邪的作用，又能够改善临床症状，使患者发生危重症的机会更小一些。

[1]

痰热清注射液组成成分：黄芩、熊胆粉、山羊角、金银花、连翘、辅料为丙二醇。清热、化痰、解毒。用于风温肺热病痰热阻肺证，症见：发热、咳嗽、咯痰不爽、咽喉肿痛、口渴、舌红、苔黄；肺炎早期、急性支气管炎、慢性支气管炎急性发作以及上呼吸道感染属上述证候者。

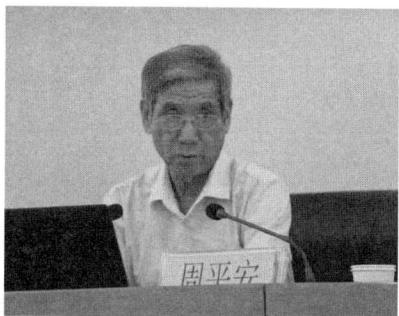

外感热病证治概要及热病急症救治

周平安

周平安，1939 年生。北京中医药大学附属东方医院疑难病研究中心主任，主任医师、教授、博士生导师。第四批全国名老中医专家学术经验继承工作指导老师，享受国务院政府特殊津贴。先后师从颜正华、董建华、宋孝志教授。从医 40 余年，在中医急症、热病、脾胃病以及多种疑难杂病治疗上疗效显著。

我是一个普普通通的临床大夫，临床半个世纪，有一点点的体会，有些可能是正确的，有些可能有偏差。今天时间很有限，我就把治疗外感热病这方面的经验给大家做一个简要的介绍。我曾经跟随咱们全国著名的热病专家董建华教授，前后二十来年，受了不少熏陶、学到了很多东西，因此在这一方面，还是有所领悟的，发给大家的资料上写得很详细，这个资料很长，我简单地给大家介绍一下，然后重点介绍一些我自己的临床体会，这样更实用一点。

——

外感热病证治概要

　　外感热病是指人体感受六淫之邪或疫疠之气所引起的多种急性发热性疾病，包括伤寒、温病、湿温、温毒、温疫等，基本上囊括了现代医学的急性发热性传染病。这是一个基本的轮廓。对于外感热病的诊治，过去和现在都有多种学派，存在着不少争论，尤其是伤寒派和温病派。就辨证而论，有宗八纲、宗六经、宗三焦、宗卫气营血、宗脏腑，有提倡以清热解毒为主的截断疗法等等，都有其实践经验，各有千秋，互有长短。例如秦伯未先生在谈伤寒与温病的关系时指出："伤寒与温病的原因尽管不同，同样由外邪引起，初期同样是表证，同样用解表法；表邪不解，同样向里传变，同样化热，同样用清热和通便法；而且伤寒同样有伤阴，温病同样有伤阳……从辨证来说，伤寒的六经重在表里传变，也分上下；温病的三焦重在上下传变，也分表里。中医的基本理论以脏腑为核心，在表里上下方面均有联系。"这是秦老的基本观点，他主张"寒温统一"，提倡用统一的方法治疗外感热病。

外感热病三期二十个证

我们认为，温病派是伤寒派的继续和发展，应该把两者的经验和理论有机地结合起来。董建华教授根据自己多年的实践和探索，将伤寒和温病冶于一炉，融为一体，以八纲辨证为基础，吸收"六经"和"三焦"辨证的长处，选用卫气营血辨证的方法，把外感热病分为表证、表里证、里证三期二十个证。后来大家都说三期二十一候，这个证候说是三期二十候、二十一候、二十二候都行，这只是一个提纲。现在一般是用分三期的办法来进行各种急性热病的辨证论治，这是一个提纲。如果把这个提纲掌握了，那么对现代的一些急性传染病，内容基本上都可以涵盖了。在临床中，不管是2003年全国发病比较严重的SARS、2009年世界流行的H1N1大流感，还是手足口病，我都是用这种方法来辨证的。可能你们在学习班上都听过地坛医院的王融冰老师，还有佑安医院的李秀惠老师讲过这方面的内容了。王融冰老师在治流感方面是一个带头人；而在手足口病的研究方面，李秀惠是一个牵头，因此他们对这两方面的研究都是比较深刻的，基本上也都没有离开三期辨证这么一个基本的精神。

这个提纲在会议材料上都有了。1. 表证期：为病在浅表，以肺卫症状为主，代表热性病的初期。临床分为表寒、表热、表湿、肺燥四证，治疗原则当宣表（宣透表邪、解表宣肺）。2. 表里证期：有两种含义，一是指卫分未解，邪渐入里，代表半表半里的病变阶段，治当通达表里，驱邪外出，法宜和解；二是指既有肺卫表证，又有气分或营分里证，为表里同病，治当表里双解。3. 里证期：是正不胜邪，病邪完全入里。病在气分，出现肺、脾胃、大肠、肝胆、膀胱症状，可分别运用清热、通下、利胆、化湿、通淋等法；气热入营则见气营两燔，治宜清气凉营；热入营血，出现心、肝、肾症状，可用清营、凉血、开窍、息风等法；至后期，邪去正衰，出现阴竭阳脱时则当滋阴回阳以固脱。

外感热病三期二十证辨证论治

分期	证型	主症	治法	方药
表证期	表寒	恶寒，发热，头痛，骨节酸痛，鼻塞流涕，或咳嗽或音哑，无汗或少汗，舌苔薄白，脉浮紧	辛温解表	荆防解表汤：荆芥、防风、苏叶、杏仁、生姜、豆豉
	表热	发热，微恶风寒，口渴，头痛，咳嗽痰黄，舌苔薄白而干或薄黄，舌边尖红，脉浮数	辛凉解表	咳重热轻者，桑菊饮加减：桑叶、菊花、桔梗、杏仁、前胡、薄荷；热重咳轻者，银翘散加减：银花、连翘、牛蒡子、荆芥、薄荷、芦根
	表湿	恶寒发热，头身重痛，胸脘痞满，口淡，舌淡，苔薄白而腻，脉濡或缓	芳化透表	藿香、白芷、苏叶、苍术、豆卷、佩兰
	肺燥	咳嗽无痰或少痰，口、唇、鼻、咽均觉干燥，发热胸痛，或咯痰带血，痰黏难出，舌苔薄白或微黄，舌红少津，脉细数	辛凉清润	桑杏汤加减：桑叶皮、杏仁、沙参、象贝、山栀皮、芦根、梨汁（冲）。若症情较轻而伴恶寒者，为凉燥，不属热病，可用杏苏散温润之
表里证期	半表半里	寒热往来，呕恶，口苦胸闷，头眩胁痛，纳差，苔黄腻或白腻如积粉，脉弦数	和解表里	小柴胡汤加减：柴胡、黄芩、半夏、厚朴、草果、竹茹；若湿热偏胜，选用蒿芩清胆汤加减：青蒿、黄芩、竹茹、半夏、枳壳、碧玉散

分期	证型	主症	治法	方药
表里证期	表里同病	表寒里热者：恶寒发热，咳喘痰稠，口渴，有汗或无汗，舌质红，苔微黄或黄，脉浮数	清热宣肺	麻杏石甘汤加味：麻黄、杏仁、生石膏、生甘草、黄芩、鱼腥草
		表里俱热者：身热恩烦渴，咽痛唇裂，口舌生疮，便秘溲赤，舌红，苔黄，脉数	凉膈泄热	凉膈散加减：山栀、黄芩、连翘、竹叶、薄荷、生甘草、大黄、元明粉
里证期	气分热炽	壮热烦渴，喜凉恶热，汗出面赤，气促，舌红苔黄燥，脉洪大	清热生津	白虎汤加减：生石膏、知母、芦根、花粉、石斛，津伤甚者可加沙参或西洋参。
	热结肠胃	腹痛胀满便秘，日晡热甚，口渴唇干，或谵语，舌红，苔黄燥或灰黑起芒刺，脉沉实或沉细	增液通腑	增液承气汤加减：生地、元参、麦冬、大黄、枳实、元明粉
	痰热壅肺	身热汗出，口渴喜凉饮，咳喘气粗，胸胁满闷，咯痰黏稠，黄或白或如铁锈，舌红苔黄，脉滑数	清肺化痰	千金苇茎汤加减：芦根、生苡仁、杏仁、冬瓜仁、桔梗、甘草、黄芩、鱼腥草
	湿热困脾	发热时高时低，午后为甚，口黏或甜，胸闷泛恶，肢体倦懒嗜卧，舌苔白腻或黄腻，脉濡数	宣气化湿	三仁汤加减：杏仁、蔻仁、生苡仁、豆卷、藿香、厚朴、滑石、通草、竹叶
	肝胆湿热	发热口苦，午后为甚，心烦，脘痞腹胀，胁痛如绞，呕吐便秘，或身目发黄，苔黄腻，脉滑数	疏肝利胆清热利湿	蒿芩清胆汤加减：青蒿、黄芩、竹茹、半夏、枳实、茵陈、金钱草、大黄

分期	证型	主症	治法	方药
里 证 期	膀胱湿热	身热口渴、尿频、痛而急、淋漓不畅，溲短赤甚则溺血，苔黄腻而干，脉滑数	清热利尿	八正散加减：木通、车前子、黄柏、白茅根、瞿麦、滑石、石韦、生甘草、乌药
	湿热痢疾	身热口渴，下痢腹痛，里急后重，便下脓血，肛门灼热，舌红苔黄腻，脉滑数	清热解毒调气和血	清肠饮：葛根、藿香、黄连、黄芩、木香、焦槟榔、白芍、甘草、炮姜、车前草
	气营两燔	壮热口渴，心烦躁扰，汗出不痛，舌红苔黄燥，脉数	清气凉营	玉女煎加减：生石膏、知母、元参、细生地、连翘、麦冬
	热灼营阴	身热夜甚，心烦不寐，躁扰不安，口渴反不甚，舌绛而干，脉细数	清营透热	清营汤：犀角、生地、元参、麦冬、竹叶心、丹参、黄连、银花、连翘
	热陷心包	神昏谵语，身热灼手，烦躁不安，痰壅气粗，舌蹇短缩，舌质红绛，苔黄燥，脉细滑数	清心开窍	清宫汤：犀角、连翘心、竹叶卷心、莲子心、麦冬、元参，若痰热壅盛，加竹沥、生姜汁，送服安宫牛黄丸
	血热动风	壮热神昏，躁扰若狂，手足抽搐，颈项强直，角弓反张，牙关紧闭，直视或两目上视，甚则四肢厥逆，舌红绛苔黄少津，脉弦急而数	凉肝息风	羚角钩藤汤加减：羚羊粉、钩藤、白芍、生地、菊花、僵蚕、珍珠母、全蝎、蜈蚣
	热盛动血	壮热口渴，心烦躁扰，甚则狂乱谵妄，皮肤发斑，斑色紫暗，呼吸急促，或有吐血、衄血，舌红绛，苔黄燥，脉数	清热凉血解毒化斑	化斑汤加减：生石膏、犀角、生地、元参、知母、银花、大青叶、花粉、生甘草

分期	证型	主症	治法	方药
里 证 期	阴虚动风	神昏嗜睡，手足蠕动，口干齿燥，目陷睛迷，撮空理线或循衣摸床，舌绛少苔或光绛无苔，脉细数无力或细促	滋阴潜阳养血息风	大定风珠加减：鳖甲、牡蛎、龟板、地黄、阿胶、麦冬、白芍、炙甘草
	阴竭阳脱	昏愦不语，呼吸短促微弱，汗出肢冷①阴竭：肌肤湿热，大汗而黏，烦躁口渴，精神委顿，舌红绛不鲜或干枯而萎，脉细数而微，或脉微欲绝。②阳脱：面色苍白，四肢厥冷，汗多而清冷，舌淡而润，脉沉微欲绝	① 益气养阴 ② 回阳救逆	①生脉散加味：人参、麦冬、五味子、煅龙牡，调服至宝丹。 ②四逆汤加味：人参、炮附子、干姜、炙甘草、煅龙牡、山萸肉，送服苏合香丸

现在 SARS、流感、手足口，三个大的传染病，我都是咱们国家中医药管理局核心专家组的成员。这些疾病治疗方案的研制、临床的应用、危重病人的会诊，我都是从头到尾参加的，尽管这是新的病种，但基本上都可以从我们董老创制的外感热病的辨证纲要中找到思路。只要把这个提纲掌握好，这些新的病都能够得到很好很有效的治疗。

热病常见急症证治

三期二十个证候，是个重点的系列，这个掌握了基本上就都会了。但是温热病在外感热病当中有一些常见的急症，也就是传变的急性的证候，这些急症我当作例子给大家讲一讲。这类内容讲义上比较多。有抽搐（抽搐就是温病的痉证）、昏迷、呃逆、呕吐、出血。

热病常见急症辨证论治

热病急症	证型	主症	治法	方药	备注
抽搐	表热动风	发热无汗，微恶风寒，头痛，咽红肿痛，手足拘急，颈项强直，苔薄黄，脉浮数	辛凉清解，佐以平肝息风	银翘散加减：银花、连翘、荆芥、防风、菊花、薄荷、牛蒡子、钩藤、羚羊角，冲服止痉散（全蝎、蜈蚣等分研细面）	小儿风温肺热病（如肺炎），因痰热壅盛而急惊抽搐者，可服抱龙丸（或牛黄抱龙丸）：天竺黄、雄黄、朱砂、麝香、胆南星。牛黄抱龙丸即抱龙丸加牛黄，其清热解毒、豁痰定惊之力更优。若痰热壅盛而有可下之症者，急当配以通里攻下，釜底抽薪
	气热动风	高热汗出，烦渴饮冷，四肢抽搐，颈项强直，甚则角弓反张，苔黄燥，脉弦数	清热生津，佐以凉肝息风	白虎汤加减：生石膏、知母、花粉、白芍、羚羊角、钩藤、菊花、僵蚕	
		腹满胀痛拒按，大便秘结，日晡潮热，手足抽搐，颈项强直，舌苔黄燥甚至焦燥起芒刺，脉沉弦有力	攻下热结，佐以凉肝息风	调胃承气汤加减：大黄、元明粉、钩藤、菊花、僵蚕、羚羊粉	
	营热动风	身热夜甚，心烦躁扰，或时有谵妄、直视，手足瘛疭，颈项强直，舌红绛无苔，脉细数	清营透热，凉肝息风	清营汤加减：犀角、生地、元参、银花、连翘、丹皮、竹叶、白芍、羚羊角、钩藤、僵蚕	
	血热动风	壮热神昏，躁扰昏狂，四肢抽搐，颈项强直，牙关紧闭，角弓反张，舌干绛，脉弦数	凉肝息风	羚角钩藤汤加减：羚羊角、白芍、菊花、钩藤、生地、丹皮、川贝、天麻，冲服止痉散	

热病急症	证型	主症	治法	方药	备注
昏迷	阳明腑实	高热或日晡潮热，面目俱赤，声重气粗，神昏谵语，四肢厥逆，腹满便秘，腹部按之灼手，苔黄燥或焦黑起芒刺，脉滑数或沉实有力	苦寒下夺，釜底抽薪	增液承气汤加减：生地、元参、麦冬、大黄、元明粉，冲服安宫牛黄丸	
	邪陷心包（热闭心包）	身热灼手，神昏谵语，痰壅气粗，唇干舌塞，肢厥便秘，昼轻夜重，舌质红绛，苔黄燥，脉细滑而数	清心凉营，豁痰开窍	清宫汤：犀角、元参、莲子心、竹叶卷心、连翘心、麦冬，送服安宫牛黄丸。	
	痰蒙心窍	神识昏蒙痴呆，时昏时醒，间有谵语，身热不扬，胸腹痞满，舌苔黄浊而垢，脉濡或滑数	清热化湿，豁痰开窍	菖蒲郁金汤加减：石菖蒲、郁金、山栀、连翘、丹皮、竹叶、滑石、天竺黄、竹沥、姜汁；热重者送服至宝丹；痰盛者送服苏合香丸；湿盛者送服玉枢丹	
	血蓄下焦（瘀热阻窍）	身热神昏，神志如狂甚至发狂，昼轻夜重。少腹急结，硬满而痛，大便秘结或自行酱粪，小便自利。口唇爪甲青紫，舌塞短缩，但欲漱水不欲咽。舌质紫绛而暗，舌面望之若干，扪之潮润，脉沉涩有力	清热凉血，化瘀开窍	清瘟败毒饮合血府逐瘀汤加减：生石膏、知母、犀角、生地、赤芍、丹皮、丹参、牛膝、黄连、山栀、黄芩、连翘、生甘草	

热病 急症	证型	主症	治法	方药	备注
昏迷	湿阻 下焦	少腹胀满而硬，大便不通，头昏胀如裹，神识昏蒙，脘痞呕恶，舌苔垢腻，脉濡。因湿热秽浊之邪阻滞下焦气分，湿热熏蒸弥漫于上、中二焦，蒙蔽清窍所致	导浊通滞	宣清导浊汤：猪苓、茯苓、寒水石、晚蚕砂、皂荚子	
呃逆	病在上焦	"太阳湿温，气分痹郁而哕者"	开宣肺气	宣痹汤：枇杷叶、郁金、射干、通草、豆豉	用药轻巧，开宣肺气，有轻可去实之意
	病在中焦	"阳明湿温，气壅为哕者"	宣展气机，和胃降逆	橘皮竹茹汤：橘皮、竹茹、柿蒂、姜汁	对湿热壅遏胃气，气机不畅而哕者，甚为合拍。若阳明腑实，壅塞气机而哕者，可通腑降逆，胃气得降，呃逆自止

热病急症	证型	主症	治法	方药	备注
呃逆	病在下焦	呃逆断续，时微时甚，虚象毕现		顽固性呃逆：吴茱萸 30~60g，研细面，食醋调敷涌泉穴，干了再换，至愈为度	
呕吐	热毒内陷，秽浊犯胃	致使胃失和降，气逆上冲，出现频繁而剧烈的呕吐，且伴有抽搐、昏谵等证，多发于瘟疫时邪	辟秽化浊，清胃止呕	玉枢丹：山慈菇、五倍子、千金子、红芽大戟、麝香，如法炮制，做成锭剂。根据病情，用凉开水磨研，每次 1~3g 或 6g，每日二至三服	
	胃火上逆，气机不调	温热病、湿热病胃火上逆，气机不调而剧烈呕吐		苏叶黄连汤。苏叶 0.5~1g，川连 1~1.5g 煎汤候冷，频频呷服	以伏龙肝 60g 煎汤代水煎上药，仍以上法服之，其效更佳
	热病后期，热退阴伤	热势退而阴液伤，胃阴亏而不润降之食入即吐者，属于虚热	养胃阴和胃气	麦门冬汤加减	

热病急症	证型	主症	治法	方药	备注
出血		热邪久羁，深入血分，耗伤津液，迫血妄行，出现身热夜甚、躁扰昏狂、斑疹紫黑，或吐血、衄血、便血、尿血，或非其时而行经，且量多色深，舌质紫绛，脉数	清热解毒，凉血散血	犀角地黄汤；热毒炽盛者，选用清瘟败毒饮合血府逐瘀汤加减（药见前）吐血呕血者，加服花蕊石散或三七粉；衄血者，加鲜茅根、侧柏叶、牛膝；便血者，加地榆、槐花、侧柏叶；尿血者，加茅根、小蓟、琥珀面（冲）	若出血过多，气虚不摄，欲虚脱者，可急投独参汤以补气固脱而摄血

　　抽搐就是痉证，在外感热病中是最常见的症状之一，我基本上是按照卫气营血来辨证的，这个内容很丰富，我也不再给大家重复了，大家可以自己看材料。

　　急性热病会出现昏迷，特别是急性传染病，像流脑、大脑炎，包括2009年甲型H1N1流感的重病人也可以出现昏迷，还有手足口病的一些重病人也可以出现昏迷和抽搐。我刚才看了你们的讲义，姜良铎老师已经给你们讲了一些有关昏迷的内容了，他是突出讲的"三宝"。温病的昏迷，我也是按卫气营血来辨证的，大家可以看资料。

　　接下来是呃逆，呃逆这个病在急性热病当中，也是经常出现的，《金匮》有方法，《温病条辨》也有方法，就连内科也有方法，这些都是有具体的治法的。但是对于高热病人，出现频繁的呃逆，连声不断，甚至彻夜不息，这是不同于内科疾病的。在《温病条辨》中把这个呃逆，也就是"哕"，分为上中下三焦来进行论治，你们复习一下就知道了。我在这简单给大家介绍一点，呃逆这个证轻重不等，治法很多，有时候扎一针就能止住，"左合谷右章门"，有的病人扎上去一两分钟呃逆就可以停止。有的病人用按摩的办法可以止住。还有，在临床上，比如肺心病、脑血管病的病人往往都是饭后出现呃逆，比较简单的办法是用压舌板或羹勺压一压他的咽喉后部，一压形成一个呕吐反射，多数的病人也能够立马不呃逆了。这些都是土办法，但都是行之有效的。

我在这给大家介绍一个简单的方法，是董建华老当年查房的时候给我们讲的一个病例。我们国家军队的一个重要领导，身体很魁梧胖大，得了肺炎，在北京医院住着，请我们董老去会诊，按风温肺热病治疗了一星期后，肺炎好了，体温下来了，病人很愉快。在这种情况下然后因为他是高干嘛，为了复查，就给他又到放射科照相、又做 CT，CT 室温度比较低，这么一折腾，又受凉了。本来体温下降了，咳嗽好了，受凉了以后，又开始低烧，三十七八度，也不严重，但是最可恨的就是他这个呃逆，呃声不断，昼夜不息，睡不着觉，吃不下饭，说话也说不成；西医比较有效的办法是用普罗卡因封闭颈静脉窦，这个我相信大家都会，但止不住。患者个子大，声音又大，晚上嗝嗝嗝嗝连连不断，整个楼道都能听见，影响非常大。怎么办呢？又请董老去会诊。董老去了以后，就给用单方，吴茱萸30～60g，研细面，越细越好，食醋调糊，外敷涌泉穴。以前董老给我们讲是男左女右，后来不分左右了，两只都给它敷上，干了再换上新的。结果敷了几个小时以后，呃逆就停止了。这在北京医院也是被传为奇谈的。后来我在急诊科当了两年的主任，遇到了各种各样发烧的病人，尤其是脑血管病人，大家在临床上可以体会到，脑血管病人最容易合并肺部感染，也经常可发生这种呃逆，用吴茱萸研面醋调外敷涌泉穴，绝大部分人都是有效的，而且这些基本上都是发热的病人。虽然没有看到具体的文献记载，但这是临床非常行之有效的的具体办法。

下面我给大家重点介绍一些内容。先谈谈呕吐。呕吐为内科常见病，有虚实寒热之分，在高热的过程中由于热毒内陷，秽浊犯胃，致使胃失和降，气逆上冲，出现频繁而剧烈的呕吐，往往伴有抽搐、昏谵等等，多发于温疫时邪这样的传染病当中。在临床上，像2009年全世界的流感大流行和2003年非典的时候，我们都遇到过这样的病人。2004年，由于实验室保管不好，冠状病毒泄漏，造成部分人群感染SARS病毒。地坛医院一共收治了七名SARS病人，其中就有一个呕吐病人。通常急性热病出现的比较严重的呕吐，常用玉枢丹（也叫紫金锭）来治疗，用凉水或者食醋把玉枢丹研成细糊，一次可以用到1克、3克、6克不等，根据情况一天服2～3次，一般来说有很好的辟秽止呕作用。但现在玉枢丹很难买到，因此我们给大家介绍一个既简便易行又经济适用的办法，就是用苏叶黄连汤来治疗，用苏叶 0.5～1g，用川黄连 1～1.5g，煎汤冷服，频频呷服。在临床上为了增强止吐的效果，可以用伏龙肝（也叫灶心土）60g，煎汤煎水，再用煎伏龙肝的水来煎苏叶、黄连，煎好了以后还是冷服，效果更好。

下面讲一个用苏叶黄连汤的典型病例，在我们工作站整理《疑难病证治心悟》时也把这个病例收录了，在书上 76 页。患者是一个护士，在照顾非典病人的时候被感染了，姓徐，23 岁，女的，2003 年 4 月 22 号入院，有接触史，发热 4 天，体温保持在 39℃ 左右，入院后白细胞 2000～2200，淋巴细胞 55%。到了 4 月 26 号，经过了三四天正规的传统治疗，效果都不好。什么原因呢？因为她滴水不进，喝水吐，吃药吐，吃饭吐，病人的精神状态极差，觉得没有治好的希望了。因为当时我们有中医专家组和西医专家组，每天都要亲自看病人，大家看了这个病人以后，都认为她这样的情绪，治好的可能性极小。大家都认为没有好的办法了，我因为用苏叶黄连汤治疗急性热病频繁呕吐以及成功很多例了，还是比较有经验的，于是就提出来用苏叶黄连饮。当时我的学生王玉光在病房 24 小时观察病人，用伏龙肝 100g 煎水，然后用这个水煎苏叶、黄连，放凉了以后，让病人一次喝一口、两口；开始喝的时候还会吐，喝上 3 剂以后，她就不吐了。但是这个病人还有另外一个问题，就是她入院的时候已经 2 天没解大便，入院后第四天还是不大便。与此同时，她正好来月经，月经淋漓不断，一会多一会少。我们就给她用另外一个办法，也是我的笨办法，在八几年就开始使用了，就是高位直肠滴注，用的不是我平常灌肠的方子，而是根据她当时湿热中阻的表现，辨证论治开的药方，只不过不是从口里喝进去，而是从直肠里头滴进去。一付药浓煎成150ml，用导尿管（不要用肛管，肛管太粗，导尿管上抹一点石蜡）从肛门上插进去，起码深入15cm，因为咱们的直肠是10～15cm，所以那个导尿管插进去最少要15cm，一定要把药打到结肠里，打到结肠里以后，像静脉点滴一样滴答，每天用一付中药，分两次。这个病人，上面用苏叶黄连饮止吐，三四天后，体温就由39℃多下降到37.6℃了，而大便干这个情况，从第一天灌肠以后，大便就通畅了，之后又灌了四天，用的都是辨证论治的方药。这个病人，灌肠的第四天，呕吐完全好了，大便正常了，体温下降到37.5℃以内了，也就有食欲了。第三天她跟大夫说想吃虾，我说："你这温热病不太适合吃虾，还是清淡一些吧。"另外，因为她月经淋漓不断，结合高烧我们辨证为热入血室，在灌肠药里加入相应的药物，灌肠的第四天，月经也开始干净了。治疗了半个多月，病人出院了，出院的时候在北京电视台的新闻节目里还有报道。

这个病人治愈的关键有两点：第一，把她的呕吐治好了，治好呕吐的关键就是苏叶黄连饮，这个方子是咱们提供的；第二，她吃不了药，也是我提出来用灌肠的，灌肠有很多的优势。灌肠的第四天，体温下降，食欲转好，病人的整个情况都好转。这个病人，是很典型的一个用常规的办法治疗效果不好，用这样传统的办法治疗，疗效很满意的。这里用苏叶黄连饮的关键：第一是冷服，第二就是喝的时候一次喝一两口；开始喝的时候病人可能还呕吐，喝个三四次以后慢慢就不呕吐了。可是有的病人也不接受，他说："我吃什么都呕吐，根本就不行。"你就让他试试，试几次，就行了，这药就起作用了。不要恨病吃药，一次把一碗药都吃进去了，然后一呕吐，药浪费了，病人更没信心了，这个办法，凡是温热病出现的呕吐都是可以用的，我们也用于治疗妊娠恶阻，咱们中医不是说嘛，产前多热，产后多寒。产前的病人往往心烦，有一种胎热的情况，用这个苏叶黄连饮治疗效果也是很好的。妊娠恶阻，吃不了东西，用这个办法治疗，效果也是挺好的。

苏叶黄连汤我临床上用过很多次，当然第一次用的时候也没有把握。我第一次用这个方子治的是什么病人呢？一个50多岁的老太太，她是胆囊泥沙样结石合并急性胰腺炎，也是发烧，肚子胀，不大便，呕吐得很厉害。这个病人，我就是用苏叶黄连饮给她止吐，用灌肠的办法把她便秘解决了，急性胰腺炎的症状（肚子胀、肚子疼）慢慢也缓解了。从那以后，这个办法我就经常用，效果是可靠的，值得向大家推荐，用起来也很简单，完全是中医的道理。

清肠保肺法

　　第二个要给大家介绍的资料上没有，是临床实践出来的一个治法——清肠保肺法。我认为对大家以后临床会有很好的帮助。这个清肠保肺法，我用直肠滴入的办法治疗了好多的病人。最早我用内服加上灌肠治疗了一个急性肾功能衰竭的女孩子，18岁，四天没尿，当时我在科里当科主任管病房，也是愁得焦头烂额，请好多中医专家、西医专家会诊，都摇头，说这样的病人救活过来的机会几乎是没有。因为参加过一些学术会议，见过有个材料介绍用灌肠的办法治疗急性肾功能衰竭。我治疗这个病例的文章发表在《中医杂志》1987年8月份第21页[1]，你们有兴趣可以查阅，就是用灌肠的办法，相当于直肠透析。病人出院了以后，后来结婚、生孩子，也就是说她的急性肾功能衰竭的治疗效果还是比较好的。

[1]
周平安，冯恩波，哈潞芳. 从病例谈急性肾衰的中医治疗 [J]. 中医杂志，1987，(8)：21

　　下面我就对清肠保肺的治法谈谈体会。直肠滴注不像一般的保留灌肠，灌肠一定要高位，灌肠液要像静脉点滴一样，一滴一滴地滴到结肠里头完全吸收，以求病人大便保持正常的状态，不会拉稀，这一点很重要。这个治法的理论基础，我想主要应该和全身炎症反应综合征结合起来考虑。凡是有致病菌、病毒感染，严重的外伤，大面积的烧伤，大量吸入有毒气体等等这些致病因素侵害机体，释放了外源性的内毒素，对人体形成第一次打击，也就是形成病了。在这样的情况下，会引起全身的炎性反应综合征。肠道，主要是结肠，或者叫大肠，它是人体最大的储菌库，全身藏细菌最多的地方就是结肠。大家都知道细菌分致病菌，也有益生菌（对人体友好的），还有中性菌，在我们人体肠道里这三类细菌都有。在人体功能正常的情况下，引起疾病的是致病菌，但是由于细菌的移位，本来不是致病菌的细菌在换了地方以后也会致病。大肠作为一个储菌库，它藏的细菌是最多的，严重损伤后会出现应激反应，可能会导致肠黏膜的水肿、糜烂、溃疡形成，使肠壁血管的通透性增加，加上胃肠营养功能的障碍，胃肠蠕动减弱甚至消失，肠道菌群失衡，在这样的情况下，细菌就可以移位，造成肠道免疫屏障变弱，形成应激性的胃肠黏膜的病变，甚至形成中毒性的肠麻痹，出现应激性溃疡，引起出血。出血还可以在胃肠道造成存积，产生的有毒物质又会被吸收进入人体，再次引起机体的过度应激反应，造成炎性介质的异常释放，对机体形成第二次打击。第一次打击是外邪来了，来了以后造成肠腔菌落失调，细菌移位，肠黏膜的损伤，介质分泌等一些毒素形成，这些毒素被肠黏膜吸收了以后又形成了对人体的第二次打击，这就是全身的炎性综合征的很重要的内容。这种情况下第二次打击往往比第一次打击更严重，可能会导致机体多器官、多脏器的功能障碍，甚至是多脏器功能衰竭。比如肠腔菌落失调，肠道功能发生障碍，黏膜屏障遭到破坏，造成溃疡、出血、糜烂、水肿，这些有毒的物质经过胃肠的吸收后，进入血循环形成第二次打击，现在很多学者都认为这种情况是人体多器官功能障碍综合征的一个启动因素。因此在大肠受到二次创伤的时候进行清肠治疗非常重要。

正常人的大肠每天可以吸收 4000～6000ml 液体，在病理状态下，吸收的功能依然是很强的。我们采取高位保留灌肠，也叫结肠滴注（结肠滴注以前文献上没有人说，我认为就叫结肠滴注比较合适），对胃不会产生副作用，因为药不通过胃，而是直接从大肠吸收进去的。药物大部分的有效成分经过肠道吸收以后，不通过肝脏而直接进入血液循环，这样可以防止或者减少药物在肝脏中发生变化和对肝脏的毒副作用，这是一个基本的道理。在对于各种各样的方剂和药物比较当中，我们认为大肠保留灌肠和及时给药，能够改善胃肠黏膜的血液灌注，促进肠蠕动，缓解中毒性肠麻痹，清除肠内腐败物质和毒素，改善黏膜微循环，起到保护肠黏膜屏障，促进肠道新陈代谢，增进肠道营养恢复的作用。

中医认为肺朝百脉，全身的血液都和肺有关系，而从解剖结构和生理功能上来看，身体有个大循环和小循环，肺脏是唯一全部接受心排出血量的器官，全身的血都要经过肺来过渡，或者叫作让肺来新陈代谢，吐故纳新，吐出二氧化碳，吸入新鲜的氧气。既然肺脏接受全身的血,那么通过肠黏膜吸收的病毒、细菌和其他的炎症介子、有害物质,通过血液循环,必然都要进入肺脏。因此肺脏必然会受到第二次病邪打击,血液当中的炎细胞、介质等等这些损害直接可以损伤肺。从中医角度,我们说"温邪上受,首先犯肺",而且中医还讲"肺与大肠相表里",当肺部遭受病邪打击而发病的时候,肺的宣发肃降功能就受到损害,就失调了,能直接影响大肠的传导功能。加上现代医学广泛地应用或滥用抗生素、免疫抑制剂等这些药物的因素,更加重了肠内菌落失调、移位,从而产生新的毒素。这些有毒的物质通过肠黏膜吸收,又进入血液,形成菌血症、毒血症甚至是脓毒血症。这些病毒病邪通过血液的循环必然进入肺部,对肺部的功能形质都会造成破坏。因此在肺部感受疾病,发病的初期,在治疗肺部病变的同时,需要尽早地加入清泄里热,透邪外出的药物。咱们中医叫"先安未受邪之地",肠道没受病的时候,先要安大肠,用一些清肠的药物,这对于调整肠内菌群平衡也有一定好处。

最近有很多医家都主张在温病初期就采用清泄大肠,肠肺同治的办法。经过数十年的研究证明,最行之有效的方法首推通腑泻下法,而在这个治法中,以大黄为主要成分的或者承气汤类方药是最有成效的。在全身炎症反应综合征的早期就积极地运用清泻大肠,肺肠同治这样的疗法,可以阻断病情的进一步加重,减轻过度应激反应和炎症介质的释放,可以起到对机体第二次打击的防治，让它减轻甚至消除，防止多器官的功能损伤，降低病死率。这个办法我认为是行之有效的，也就是我对清肠保肺法的理解。我想有些人可能也知道，北京友谊医院搞中西医结合治疗急症，很有名的像王宝恩教授，他治疗肺炎，就有一个办法叫作清热汤，肺炎住院了以后不给你辨证论治，直接就用清热汤。清热汤的主要成分是大黄，另外有大青叶、银花等，主要就是让病人拉肚子，实践证明他这样的办法比中西医结合治疗肺炎，降温的时间和肺部阴影消失的时间都具有优势。王宝恩先生的清热汤，也是类似的道理，我觉得这些办法都是很好的。

今天给大家介绍的清肠保肺法，或者说是清肠保脏法，到多脏器衰竭的时候，用灌肠的办法进行治疗，让大量的细菌、毒素、致病物质通过大肠因势利导排出去，对整个机体都是有好处的。你们有兴趣可以自己看看《中医杂志》1987 年第 8 期 21 页上有急性肾衰的灌肠方子，大黄、桂枝、丹参、红花、生黄芪，浓煎 100ml 保留灌肠，每天 1 次[1]。再一个是流感肠衰竭灌肠法。麻疹病毒合并肺炎我觉着不是很可怕，可怕的是麻疹病毒内陷形成肺炎以后形成肠衰竭，肠鸣音消失，肠蠕动消失，不排屁，不排便，这种情况死亡率最高。因为在这种情况下，西药根本不

[1]

周平安，冯恩波，哈潞芳. 从病例谈急性肾衰的中医治疗 [J]. 中医杂志，1987，(8)：21 ~23

吸收，就需要灌肠。肠功能衰竭的方子，可以用大黄、桂枝、厚朴、莱菔子、枳实、蒲公英、煅龙牡。我在《环球中医药》2010年2月114页[1]发表过，大家有兴趣可以看看。第三个给大家推荐的是脓毒血症导致早期急性脏器损伤的肾衰竭的灌肠液，这个发表在《世界中医药》2014年第3期的285页[2]，主要成分是大黄、牡蛎、蒲公英、黄芪、丹参，浓煎200ml，每次灌80~100ml，每天保留灌肠。第四个给大家推荐的方子，大黄甘草类方辨证灌肠治疗脓毒血症肠功能障碍，在《北京中医药》2011年8月的563页[3]，腑气不通的用大黄甘草汤，合并气虚加生黄芪，合并阴虚加生地，合并阳虚加附片，合并痰多加瓜蒌，合并瘀血加桃仁等等，都是直肠插入15cm，缓慢滴入。这些方法，已经经过几十年的临床观察，现在给大家参考。以上这些方法的共同点就是我们中医说的"釜底抽薪"，理论依据就是肺与大肠相表里，经过多年实践行之有效，值得供大家参考。

[1]

周平安，杨效华，焦扬. 甲型 H1N1 流感防治述要［J］. 环球中医药，2010，3（2）：114～116

[2]

刘宝利，刘清泉，郭玉红. 肾衰灌肠液加连续性血液净化对脓毒血症致早期急性肾损伤微炎症指标的影响［J］. 世界中医药，2014，9（3）：285～287

[3]

杨忆熙，齐文升. 大黄甘草汤类方辨证灌肠治疗脓毒症肠功能障碍的疗效观察［J］. 北京中医药，2011，30（8）：563～566.

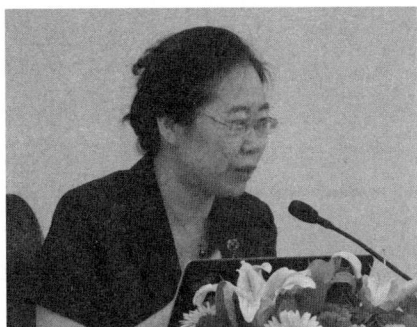

浅谈对温病学误区的再认识

谷晓红

谷晓红，1962年生。北京中医药大学副校长，教授、主任医师、博士生导师，国家重点学科中医临床基础学科温病学学术带头人。师从全国名老中医孔光一教授。从事中医学教学、科研、临床30余年。中国老年学学会常务理事、中国老年学学会医药保健康复委员会主任委员，中华中医药学会感染分会副主任委员，中国大学生体育协会民族传统体育分会主席。

很高兴今天借这个平台跟大家交流一下我对于温病学的学研的几点认识。温病学在新时期应该有新的思考，温病学的辨治思想和方法在临床上有着广泛的指导意义，我们在座的各位，无论是老师或是同学，学习温病学后，面临新发的传染性、感染性疾病，温病学的辨治思路具体如何应用，一定会引发我们进一步的思考。就此我初步总结了八个问题，因为时间的关系，我会详略得当，跟大家做一个分享。

——

温病的常见病理

第一个问题，就是关于温病的常见病理。温病，根据我们所学的温病学的范围来说，有风温、春温、湿温、暑温、秋燥、大头瘟、烂喉痧、温疫等各种温病，内科相关的一些热证也很多。这么多疾病有没有一个基本的病理存在？我的硕士毕业论文就是关于"毒邪"发病的"毒理"以及治毒的方法的研究。这些年来，我看到越来越多的一些不是搞温病的专家们也在搞"毒理"。这个"毒理"不是药理学中毒理作用的那个意思，而是指的毒邪所导致的病理。比如说中医脑病学中讲的毒损脑络的新学说，为什么安宫牛黄丸的衍生方清开灵可以治疗脑中风啊？还有糖尿病研究中的"糖络说"，也讲到很多中医的病理。以往在跟有关专家交流的过程中，我发现这些都跟温病学当中所探讨的温病的病理似乎有一些联系。从这些更广泛的角度看这个问题，涉及对温病辨证思维的思考。我个人理解，温病学当中所谈到的多种温病，有四个基本的病理：第一个是气郁，第二个是痰浊，第三个是血瘀，第四个是正虚。

首先，关于气郁，无论是哪一种温病，在卫分阶段是卫气被郁，所以它才有了寒、热、汗等临床表现，这都是卫气不畅，卫气郁闭造成的。无论是温热类温邪，还是湿热类温邪，都具有这个特点。在气分阶段，不同的脏腑定位，发生不同脏腑的气机阻滞，会出现不同的临床表现。比如说在胸膈，气郁导致心烦懊恼、胸闷、呼吸不畅等；而肺气郁了，才会出现咳喘。要是少阳气郁，就是另外一种表现。无论是感受温热还是湿热邪气，脾胃的升降气机郁滞，包括大肠的气机不畅，会出现恶心、呕吐、痞满等症状。在营血分也可以出现气机郁滞的症状，比如说发疹、神昏和热甚肢厥，也是气郁的一种表达形式。所以气郁可以作为一个基本的病理，尤其在湿热类温病中，湿邪阻滞气机是自始至终的，在肌表、头面、四肢、胸脘、关节，都广泛存在着气郁这样的病理，从而出现临床上的各种表现。综上，气郁的产生由温邪造成，是从温邪出发，导致气郁，同时温邪以其炽热之性，炼液为痰，痰热互结，也可以出现血热瘀滞，并且热自始至终伤人体的津液，湿邪又伤阳，造成了这样一个基本病理。

温邪性热，炼液为痰或素体湿盛，又感温邪，温热相蒸，则酿为痰热。痰热阻肺，则见咳痰白而黄稠，或并见喘促；痰热结中，心下结痛，则脘痞；痰热阻络，可见颔下、颈部结节，甚则脏器肿物；痰热蒙蔽心窍，造成神昏、肢厥、发痉等危重症。

温邪致瘀，热为祸根，热致气郁，气郁血瘀；或血被热灼，迫血成瘀；或热伤阴血，血稠而瘀。在气分、卫分，邪热郁而不宣，内涉肺络，脉络受损，可见鼻衄、胸痛、痰中带血。营分、血分热瘀，可见身热夜甚，固定性肿块或疼痛，出血，舌绛紫或瘀点、瘀斑。

温邪性热，必伤阴津，热炽气耗。湿热若从温化，则阳亦伤，或温热病证后期，阴损及阳，终至阴阳两亏。导致一方面抗邪无力，并易复感外邪，病情更为复杂多变；另一方面正虚也降低了药物对人体各脏腑组织的有效作用，使之难以奏效，甚至形成"正虚不能运药"的危候。

如上温病病理及其病理产物之间互相影响，形成恶性循环。例如温邪具有致热伤阴特性，可致血液黏稠致瘀，形成病理产物——瘀血，瘀血进一步阻滞气机，加重气机郁闭，气郁则推动受阻，津聚成痰，痰热进一步加重气机的阻滞。痰热交结，热越炽盛则痰更黏，痰更黏则热越没有出路，从而加重热邪，更伤津液，且津聚成痰，以消耗津液为代价。此外，温邪不但可以导致气郁、痰生、血瘀、正虚等病理，还可导致瘀热夹杂、络脉失和、痰浊互结、易夹秽浊等相关病理。气因邪郁，而气又为火之舟楫，气若阻滞，火则屈曲，热更炽盛。

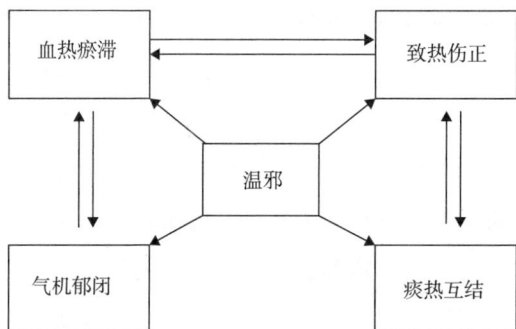

大家看到这个图上有很多箭头是双向的，就是说这个病理的影响是交互的，所以按照这个机理来认识温病当中的很多方子是立体的。对病理的认识应该是全面的，比如，风温病中以肺气为中心，肺气失于宣降可以出现寒、热、汗的问题，也可以出现咳喘、发疹的问题，还可以出现炼液为痰，痰热壅盛，再进一步发展可以出现血瘀的问题，后期可以出现伤正气的表现，如气虚、阴虚等，相互之间都有着密切的联系。

温病学的研究对象

第二个问题我想要谈谈温病学的研究对象，温病学已经拓展到相关热证的辨治，相关热证的含义指的是非外感热病的患者，在临床上出现了一些热象，比如心烦、大便干结、小便短赤、口苦、口渴、舌红、苔黄或黄腻、脉数以及皮肤的红疹、斑，局部的红肿热痛。现在我们把望诊延伸到了对脏器的观察，这种局部的红肿热痛甚至可以通过科学技术手段来表现。所以这些热象，都可以归为是温热的一种证态，或者湿热的一种证态。在座的各位老师和同学可能在临床上很多科室都见到过一些相关热证，比如儿科百分之七八十的病人、皮科患有斑和疹的病人，都是相关热证。我的一个学生是广安门医院某中心主任，她告诉我："谷老师，当年学温病课的时候没有把辨斑疹白痦学好，后来自己回去重新翻看学习，尤其是对于那些个难治性的皮肤病，效果极好！受到北大医院、人民医院皮科的邀请，我也敢去做学术讲座。"所以在皮肤科、妇科、内科、肿瘤科等疾病的治疗过程中，都可以从温病学的辨治思路中得到指导。我的硕士研究生有做冠心病相关研究的，就研究温病与冠心病有什么联系。还有皮肤科、儿科、妇科……相关热证的病理是一致的，所以我们才说它有广泛指导意义。而我们现在的本科教材基本上还是定义温病学的研究对象是感染性疾病，这不够与时俱进。现在温病学教学高级参考书已经把方证完全拓展了，我们明年要出版的温病学研究生教材也已经拓展了，这就是温病学这个学科的发展，一定要结合临床各科。

——

温病的病因与发病

第三个就是关于温病的病因与发病。在历版教材和所有老师的授课当中，一致认为，"正气存内，邪不可干"，温邪上受，内因主要是阴虚，"冬不藏精，春必病温"。老师都是这么教给我们的，但后来到临床会发现，在大量的病例当中，除了阴虚作为常见的内因，还有气虚，还有阳虚，所以大家看叶天士在《温热论》中实际上已经谈到这个问题，他讲的内因不完全是阴虚，还有阳虚，而且要跟相关的脏腑密切联系起来，可能是肾虚，也可能是其他脏腑的虚弱。现在一提虚弱，就说这人免疫力低下，但是有一些温病的发生不一定是因为免疫力低下，是其他的原因，所以我们就开始再进一步追寻，发现内因当中原来也有其他新问题。

比如饮食积热，尤其是胃肠的积热，是发生温病的一个非常重要的内因，这个内因的发现很有意义，可以很好地体现我们中医讲的"不治已病治未病"。胃肠积热可能就是一个"内证态"，在没有发病的时候，这种"内证态"一般都会被患者忽视，一旦有温邪上受，可能就很易感，很容易发生温病。如果没有那个"内证态"，即使有温邪上受，人也可能不发生温病，或者说他发生温病了以后，疾病也轻一些，而如果有饮食所伤、胃肠积热的话，发生温病的病情可能会比较重。所以这就说明积极的干预和预防很有意义。

另外，我们往往忘了我们现在所处的社会压力、学业压力、工作压力。今天中午我跟李秀惠老师在一起聊天还谈道，现在的研究生压力非常大——你们这些80后真的是非常不容易的一代，但是大家要记住，苦日子一天比一天少，一定要坚强，一定要坚持，一定要坚守，胜利属于你们——刚工作才拿二三千块钱，住院医师规范化培训一培训三年，还得结婚，女同学还要生个孩子等等，有时候还得跟爸妈伸手要钱。所以五志化火可能是现在温病发生的一个不可忽视的内在因素。作为医生，我们要了解社会，懂得社会上的这些人，这样才能帮助他们调整好身体，让他们不得温病。另外还有脏腑功能一时性失调，也是我们要关注的。人对外环境有时候很无力，比如北京的雾霾，我们不能不喘气，顶多戴一个口罩；北京春天杨絮也很害人，但我们不能把杨树全砍掉。外界的环境我们不可抗拒，但是内环境我们可以帮助这些易感人群进行调整。另外还有一点我想提示大家，就是药物导致的因素，也就是说内证态的一些热证跟药物有很大关系。比如激素、四环素、土霉素等，大多是温热类的；还有很多药物是温热性的，比如治疗肿瘤的化疗药，凡是黏膜的癌症、肿瘤，一般以阳证为主，如果治疗它的化疗药是属于阳热性的，那么治疗效果就会不好。化疗药也有寒热偏性，所以在纠正它平衡的时候大家也要有综合思维。药物、情志、饮食、疾病、环境等问题都要注意，一旦内环境发生改变，可能会导致一些致病菌的外感或内生，就形成了很多疾病。

谈到这儿，我重点谈谈胃肠积热这个内因，它属于实证，小儿最多见。反复呼吸道感染包括反复的上呼吸道的感染和下呼吸道的感染，我们的团队近十年在做相关研究，还是很有意义的，这种病例大家经常看到，咳嗽、发烧，用抗生素、退烧药的治疗效果不好，一到下午，就烧起来了，鼻子出血，口唇干红，平时看那些孩子就是樱桃小口，干干的，红红的，再摸摸小手心是热的，头汗出，晚上蹬被子，睡觉时躁动，顺时针、逆时针地转。这种孩子大便干，我前两天见了一个5岁的小女孩，她三四天才拉一次大便，每次拉了大便是全家人的大喜事——因为她要是不拉"臭臭"，小脾气都"骄骄"的，这就是胃肠积热。这种孩子最容易出现反复的呼吸道感染，一个月就诊一次，爸爸妈妈都不能好好上班。这种小孩舌红，苔厚腻，颌下的淋巴结往往很多，鼻子出血，胃热导致肺经的热已经出现了。所以，从辨证来说，她属于肺胃积热、卫表闭郁，我就用的是银莱汤，银莱汤是肺胃同治来治疗肺胃积热的一个方子。我从1985年～1995年一直跟随首都国医名师孔光一老师学习，跟他上门诊，听他讲课，通过跟随孔老师学习，将孔老师的学术经验再进一步地继承、创新。

我想强调的是这种孩子平常有胃肠积热的内因，我们现在从这样的一个病因学角度出发来进行临床上的研究，到底有哪些问题，是不是社会的问题，或者是饮食管理的问题，导致孩子出现胃肠积热。比如说天天吃薯条，吃麦当劳、肯德基、必胜客，是不是她的饮食结构导致胃肠积热的出现？通过我们的研究，还是有了初步的结论，可以指导孩子们饮食结构的转变。这是国民健康教育的一个方面，非常有意义。所以这个病例，服用银莱汤 3 剂以后，有很好的改善，热退了，像刚才周老师所讲的，肺与大肠相表里，肺与大肠同治，清泄胃肠的热，可以对肺经的热有一个宣畅。所以二诊继续进行清化，到三诊，发热、咳嗽各方面的情况就有一个非常好的缓解，后来再做一些康复就行了。这种胃肠积热的孩子我在临床上经常遇到，如果只有咳嗽没有发烧的，一般只给小儿化食丸就可以治疗咳嗽，这就是因为，他的咳嗽是胃肠积热上熏肺经导致肺经的郁热，肺失宣降造成的，是从下到上，从中到上的。所以从这个角度来说，我们能够看到病变的趋向和发病的双向性，这是第三个问题。

感邪途径广泛辨

第四个问题是感邪途径广泛，这个对于认识温病学有着重要意义，因为温邪无论是感染性、传染性强的，还是一般的传染性不强的，我想大家都知道它的感邪途径有空气相染，有饮食相染，温邪从口鼻而入者十之八九，从皮毛而入者十之一二，再进一步，咱们还可以再拓展一下，实际上各种的黏膜和腔道，包括阴道、肛门、口腔、睑结膜、皮肤、静脉都可以视为从皮毛而入的衍生途径。了解这些感染途径对于阻止病因的发生和传变是非常有意义的。2003 年的非典，起初我们认为它主要的感邪途径是口鼻，但是后来发现还得带上大眼镜，还得穿上"猴服"，这都提醒我们从途径上更加全面地认识。因为阻断感染源对感染性、传染性疾病是非常重要的一个防治途径，这是一方面。另一方面我们发现，现在一些新的感染性疾病、传染性疾病，比如艾滋病，也可以说是从皮毛而入，因为它也包括了黏膜，同性恋的肛门感染、异性性交导致的阴道感染和口腔黏膜感染，这些黏膜的薄弱都导致了艾滋病病毒的感染，当然还有吸毒等一些其他相关因素，包括输液、输血、献血导致的交叉感染。这都是从皮毛泛言之的途径，应该了解。

卫气营血辨证的内涵

第五个方面我想给大家讲的就是卫气营血辨证的内涵。有人说你胆挺大，卫气营血的辨治体系大师叶天士早就说了，你在这儿想说什么。叶大师讲"大凡看法，卫之后方言气，营之后方言血"，这是他老人家的发展，我们现在对于卫气营血的辨证的认识是不是还停留在原来的那个状态呢？我们是否还应该再有一些思考呢？这个思考的结果是我们有了四分证卫气营血的辨证，它的内涵我们到底应该怎么理解？我想我们应该有这样的共识，看看是否可以成立。首先，四分的辨证是"分期"辨证，不是证候辨证，它是一个阶段的辨证，卫分阶段、气分阶段、营分阶段、血分阶段。卫分阶段有发热，微恶风寒，咳嗽，咽喉肿痛，舌边尖红，苔薄白，脉浮数。在营分就要有身灼热夜甚，心烦，时有谵语，斑疹隐隐，舌红绛少苔，脉细数。这是阶段的辨证要点，不是证候，不是内科的一个病当中的哪个证型。四分的辨证实际上也包含了"分位"辨证，也是"分势"辨证，除了分位、分势，还要分病性病机，分病理。我们下面看是否要有这样一些辨证的内涵。叶天士所说的气分是什么？是邪热入气分以后，邪正交争剧烈，脏腑功能一时性失调，它的证候特点是什么？是"四大一黄"证，是温热性的。"四大一黄"证是气分，叶氏说，到气要清气，这辨的是阶段，并没有辨病位，没有辨病势，也没有病理。大家要继续从思维上进行细化，要看它是在哪，脏腑病位是什么——气分这个阶段可以在肺，有肺气热证，有肺胃气热证，有胃热证，还有肠热证，肠热证还可能分为肠热结和肠下利，还可以引起发疹，还有胆热等等，因为相关的脏腑在气分阶段很多，它的表现都不同，"四大一黄"证只是它这个分期当中的一个辨证要点而已，并没有明确的病位。所以你清气清哪儿啊，不好清啊！叶大师说让你清气，能开出方子么？严格来说，你开不出方子。只有掌握了肺胃热盛，病位清楚了，是肺胃气热盛，同时热邪还伤了津液，这是病势，然后病性是温热类的，不是湿热类的，我们就知道了要辛寒清气，要清宣肺胃之热，白虎汤也——吴鞠通在《温病条辨》当中说得很清楚的肺胃热盛。但如果是胆热盛，就不能用白虎汤。如果是肠热下利，那就是葛根芩连汤加减了。如果是肺系的热，痰热阻肺，这有病理，有病位，有病势了吧，那应该予麻杏石甘汤。要是肺和大肠同病的，痰热阻肺的同时腑有热结，那就应该是宣白承气汤。大家看是不是叶氏说的都是非常纲领性的东西，我们必须接地气，把内涵丰富起来，才有临床应用价值。以此类推，营分阶段也有很多，比如营热阴伤、营热动风、营热神昏，在这个阶段当中，营分阶段是一条线，而证候都是它的什么？点！点要成画，点和点连起来，它是一条线。一条线再与另一条线合起来才是一个病的发展过程。这就是疾病发生发展的一个传变规律，认识此，对辨证、对治疗也非常有意义。

温邪动血与迫血辨

第六个问题是关于温邪动血和迫血的问题。我们在学温病学的时候，说这个人动血了，迫血了，在临床上也经常会见到，但对其中有些概念的认识是模糊的，我们今天把这个问题也做一个小小梳理。

血分证，也就是血分期，一般认为它的病理特点是动血耗血，热瘀交结，所以血分阶段才会出现动血，那么动血是不是都会出现出血，或者说是迫血，这里就要明确动血和迫血的概念。这两者不能混为一谈。大家可以看到，在整个的温病当中，或者是相关热证当中，只要有热性因素就可能出现动血。热主动，自然界当中天气热，大家就觉得比较躁动，天冷就安静一些，自然界当中热可以使得整个气动。侵犯人体的热邪、温邪的炽热性是自始至终的，它会鼓动气血，在不同的阶段都在鼓动，从卫分就有动血，一直到血分，卫、气、营、血四个阶段，都会出现动血。卫分阶段动血的表现是什么？大家可以看到，咽喉红了，这就是动血，就是动了，不动的话这儿怎么就红了呢？你一激动，你的脸就红了，这也是动血了，那个不一定是热。舌边尖红，一定是动血了，这个热性鼓动了气血，所以才出现了舌边尖红。脉的浮数，那个数，一定是鼓动了脉中的气血。因此，在卫分因为有动血，就要制动。制动用什么？用凉性轻清之品。因为卫分阶段比较浅，是初期，所以用清凉之品来制约动血，你看银翘散也好，桑菊饮也好，都有大量的清凉之品，轻清的，来制那个动。到气分阶段，面赤，烦躁，舌质红了，脉数、脉洪大，这都是动，这个动就来势汹涌一些，用的药也随之改变，法则上用寒凉，所以大家看白虎汤里头，要用石膏，用知母，升级了。寒凉之品的升级版出现了，来制它的动。到了营分，舌红绛，什么叫绛呢？绛者深红也，是进一步发展，动血又开始加速，斑疹已经隐隐了，因为热性不仅有炎上的特点，还有往外郁蒸的特点。斑疹隐隐，脉细数，这个时候就进一步升级，要用咸寒之品，来制其动血。到了血分，色紫绛，这是动血的最终结果，迫血了。就像跑赛车，跑得太快，跑到最后一段冲出跑道了，车毁人亡。所以在血分动血的结果，就是出现各种脏器的出血、斑疹的密布。这个时候就不仅要凉遏，应用苦寒、咸寒之品同时还要凉血散血，就像叶天士讲的，"就恐耗血动血，直须凉血散血"。所以说卫气营血四个阶段都有动血之象，动血不一定都能导致迫血，而迫血妄行是动血的终极表现，动血贯穿于温邪侵入人体后的各个阶段；动血始动的原因是邪热，制动的根本在于祛除邪热，清泄邪热，来制其动血的那个趋势；用药以寒、凉为主，宣透而不凉遏。不同的时期，用药不同，可以有一些量化。

透热转气内涵辨

第七个方面是关于透热转气的内涵。昨天有位同学就问到透热转气，我今天也跟大家把我理解的透热转气与大家分享一下，因为这也是在学习温病学理论当中很容易模糊的概念。已入营的热透出气分而解，把入血分的热透出气分而解，这种透热转气是由深处到浅处，由里往外，是透邪外达的一个基本治法。既然是邪由里往外透达，实际上是给邪一个出路，是解决气机和感受邪热以后的表里出入以及升降问题。比如说釜底抽薪，这就属于升降的问题。气分本身非常复杂，相关脏腑的功能也复杂多变，不同的脏腑有不同的气机的、功能的表达形式。同时，还要考虑感邪后气和津的病理关系、气和血的病理关系，另外还有感邪性质的夹杂性，也就是兼邪，如热可以夹湿，湿也可以蕴热，还可以有痰热，有湿热，有气郁，有食滞。大都在气分，这就要求我们对透热转气要有一些新的认识。透热转气是不是就是银花、连翘和竹叶？不是。这是一组最简单的透热转气的药。我们要理解它的病机在哪儿，凡是阻滞气分的病邪都可能适用透热转气。因此，无论是湿热也好，痰热也好，还是燥屎、食滞、气郁，都是基本的病理产物。这样看来，我们说的透热转气，就不光是透那个郁热了，不只是用银花、连翘，还有祛湿的、化痰的、攻下的、消导的、理气的，只要是能够使气机通畅，排除这些病理的治法，都应归为透热转气这个用药法则当中。所以，我们得到的结论就是透热转气并非单指清营汤里头的银花、连翘、竹叶三味药。其实在叶天士和其他的很多医家著作当中也可以看到这样的论述，对透热转气应该有更广泛的一种认识。

我这儿有一个病例，1998 年，积水潭医院一位我国烧伤医学的著名专家，发烧一个月，住在本院。患者两月前去海南岛休假，回京半月后无明显原因开始高烧不已，时有恶寒，经西医检查血常规基本正常，予对症治疗，热退汗出，继而复热，时有恶寒。由于患者素有心脏病，因高烧导致心脏病加重，换用一种抗心律失常药物以后，恶寒消失，但高热难耐，并周身突发猩红的斑疹，夜间痒甚，西医诊断为"过敏性药疹"，抗过敏药物无效。伴时有汗出，咳吐稠痰，脘腹胀满、不思饮食，大便数日不下，口苦尿黄，舌红绛苔黄厚腻，脉滑数。大家看，病了这么长时间，患者没有虚象，说明老爷子的身体状态还是可以的，正邪仍然是在交争的状态。这样一个病人，西医肯定没辙了，所以来到北京中医药大学国医堂，我们诊断为伏暑。伏暑是夏季感受了暑热夹湿之邪，伏而未发，到了秋天，引动而发，或者伏热外发或新感引动而发。辨证分析为夏感海南之暑湿，伏藏于北京秋发，暑热内迫营血，湿邪阻于气分，湿热胶结，三焦失利。大家都知道湿邪是在气分留恋不解的，湿热胶结，三焦失利，表里、上下的气机都是一种失利状态，所以治法上先以疏利三焦，清化湿热为法。疏利三焦，畅达气机，分消清化湿热。这实际上就是分消走泄，透热转气。处方：半夏10g，厚朴10g，陈腹皮各10g，槟榔10g，草果6g，黄芩10g，知母10g，杏仁10g，白蔻仁10g，生苡仁15g，连翘10g，青蒿10g，芦茅根各20g。4付，水煎服，每隔4小时服一次。处方是达原饮加减，也可以说是合了三仁汤。大家知道，高烧的病人4小时要吃一次药，银翘散就是两个时辰喝一次药。你要说还是一早一晚，那达不到药的浓度，发挥不了退热的作用，所以大家要注意，煎服法在临床上也很重要。

二诊时，药后热未退，斑疹仍现。大家看到没有，营分的热根本没动，这个就很有意义。但是，脘腹胀减了，食欲转佳了，大便也下了，之前是数日不下，但是排便黏而不爽，舌苔薄了，退了，原来是黄厚腻苔，现在舌苔一下子就薄了，这在辨证当中非常重要，是湿热渐化的表现。这就是透热转气，先要给透热转气打前站，扫清道路的障碍——你想去天安门，说和平里那现在堵车了，有车撞了，得赶紧去把它拖走了，你才能通畅地走下去。打开气道，就是透热转气。这个时候气道虽然还没有完全打开，但是已经松动了，渐渐地在化解，但是营分的热还没有得到清透，它出不来，所以一定要在气分打开通道，才能达到透热转气的效果，硬透硬顶是不行的，一定要疏导，不是对抗。处方：黄芩10g，知母10g，芦茅根各15g，丹皮10g，连翘10g，紫草10g，半夏10g，厚朴10g，杏仁10g，生苡仁15g，僵蚕15g，蝉衣10g，槟榔10g，6付。所以我们继续在原来的基础上进行调整，还是三仁汤合薛氏的热痦证条文当中的药物，《湿热病篇》当中经常就用到半夏、厚朴这些药，三仁就更不用说了。

三付药后热减，体温逐渐减到38℃，斑疹大部分消减，继续服药，热退汗出而畅，口苦减轻，咳嗽如常，舌红苔薄腻，脉滑。所以三诊予上方加用贝母10g，桔梗10g，栝蒌15g，6付，水煎服。到四诊的时候，患者复感发热，体温

38.2℃，咳嗽，胸闷，大便干，尿黄，舌红苔薄黄腻，脉浮数。辨证属肺胃郁热夹湿。你看这个病人，暑温夹湿他还复感了，又咳嗽胸闷，大便干，舌红，苔薄黄腻，脉浮数，所以肺胃郁热夹湿，当然主要在气分，治疗以宣肺清胃，芳香化湿。处方：藿香10g，苏叶梗各10g，佩兰10g，陈皮10g，厚朴10g，桑叶皮各10g，牛蒡子10g，僵蚕10g，杏仁10g，连翘10g，芦根15g，薄荷10g，5付，水煎服。随访病愈如常人。大家去查一查在薛生白《湿热病篇》当中这些药都很常用，如吴鞠通《温病条辨》病在中焦的时候，湿热病也经常要用的，大家再去结合一下五加减正气散，再把王氏的连朴饮也合起来，甘露消毒丹如果需要也再合起来，基本上在这样一个范围的用药，芳化、清化、清泄。

所以从这个病人我们看到这种气营同病的要先透热转气，分消走泄，尽管它是个湿热缠绵的，容易反复的，但是也可以把它拿下。这样的病例我们在临床上见到的非常多，所以大家对一些危重病、疑难症要仔细地去思考、去辨治。

温病方剂性味合化配伍原则辨

第八个问题，就是关于温病方剂性味合化配伍的原则，大家要关注。在这个方面我自己的学习体会是，从吴鞠通《温病条辨》这个书入门，应该说是最好学的。关于性味合化，大家在临床上无论是温热类温病还是湿热类温病，甚至可以说在其他内科病当中都有体现。性味合化是运用中药的四气五味、升降沉浮理论，我觉得现在学生们掌握得非常不够，动不动就是什么黄体酮啦，什么单体啦，严格来说它都不属于中药，它属于天然药的思维。现在很多西医的医科大学搞药理的、搞生物的，搞什么的都在说研究中药，我说那根本就不是中药。所以我们真正搞中医的在临床上，在方剂的配伍当中，药物的配对当中，要格外重视如何运用性味合化理论。温病学的辨治当中，处方这方面是很讲究的，大家去翻一翻董建华老、赵绍琴老等临床大家的医论和医案，无不渗透着这些内容。我们做临床要始终用中医思维、中药思维指导疾病辨证与治疗。

以上就是我对八个问题的粗浅认识。供大家做一些参考，我们常说搞经典的、学经典的，最后还是应用于临床，所以读经典，勤临床，做明医，是我们中医人的共同理想。

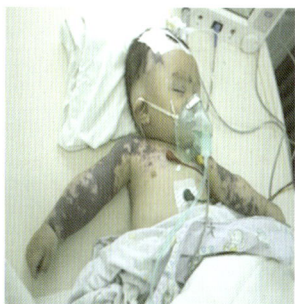
彩图 1

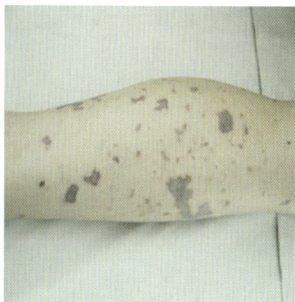
彩图 2

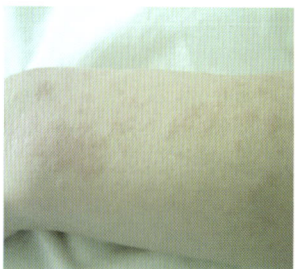
彩图 3

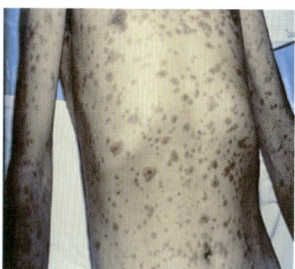
彩图 4

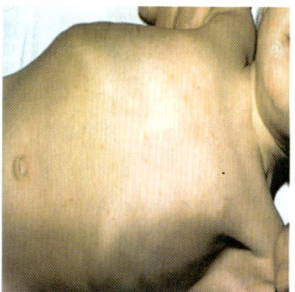
彩图 5

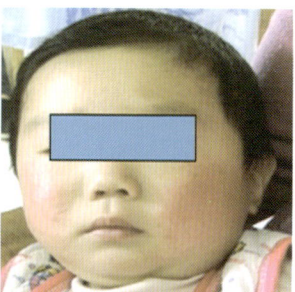
彩图 6

正常组大鼠肺组织　　　模型组大鼠肺组织　　　中药组大鼠肺组织

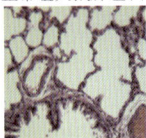 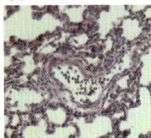 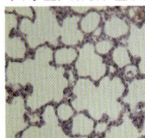

彩图 7

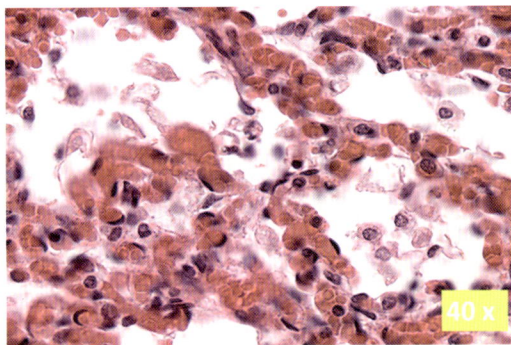

彩图 8